目指した理由は何だったかな……。

「人の役に立ちたい」、
そう思った気がする。

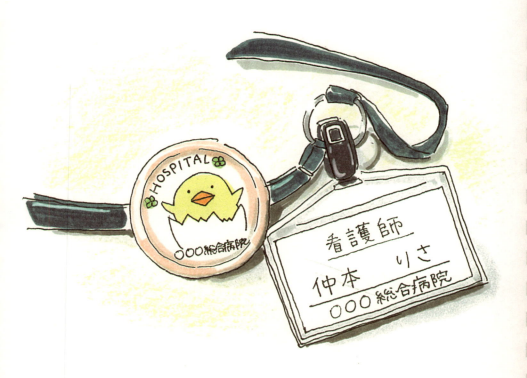

「看護師　仲本りさ」。

自分の名前が入った
病院の名札を手に取った。

もう学生じゃない、
ホンモノの看護師になったんだ。

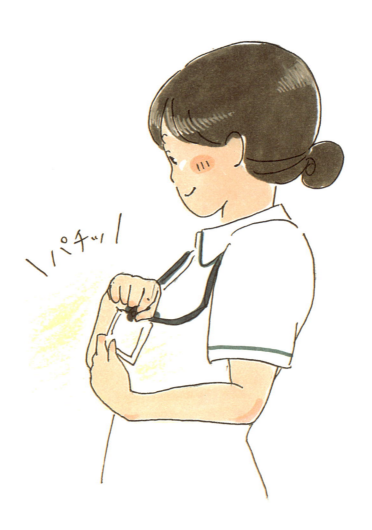

でも、それを首にかけたところで、
まだ実感はなかった。

どんな同期がいるのだろう、
優しい先輩だったらいいなあ。

ふとあの怖かった学校の先生の言葉がよぎった。

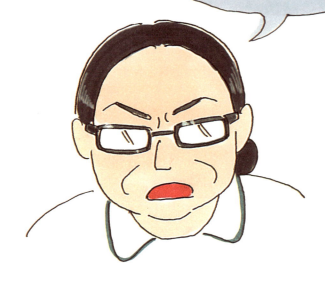

本当だろうか。

今はまだ
右も左もわからない。

でも、こんな私でも
少しでも

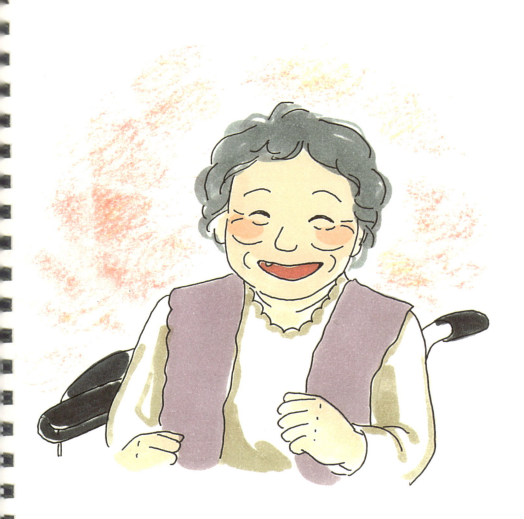

患者さんを
笑顔にできたらいいな。

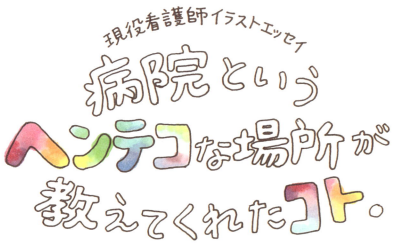

もくじ

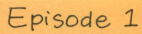 自己紹介   P/2

Episode 1   P/5

病院は
ヘンテコな場所

看護師コラム P28   看護師の新入社員研修！

Episode 2   P29

大石さんが
教えてくれたこと

看護師コラム P74   患者さんの前で泣くのはプロ失格か

Episode 3   P75

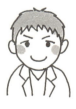
種田先生が
教えてくれたこと

看護師コラム P126   「だから私も、腕を磨くしかない」

Episode 4　P/27

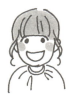

あかりちゃんが
教えてくれたこと

看護師コラム P/64　　同期と過ごす日常

Episode 5　P/65

きよさんが
教えてくれたこと　前編

看護師コラム P206　　きよさんってこんな人

Episode 6　P207

きよさんが
教えてくれたこと　後編

あとがき　P252

✚ 自己紹介 ✚

仲本りさ（ペンネーム）

この本の主人公であり著者。看護師として働きながら、病院で起きた日々の出来事を絵にしています。

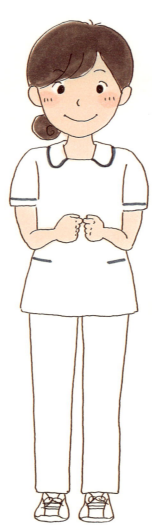

【看護師のこと】
- 看護師になったきっかけ…漠然と医療の仕事に興味があって、大学受験の時に自分の偏差値とにらめっこして看護科に決めました。看護師の仕事は、学生・病院勤務をするなかで徐々に好きになっていきました。
- 外科、内科、消化器内科の病棟で勤務。

【絵のこと】
- 母が育児絵日記をつけていた影響で、子どもの頃から絵日記というものが身近にありました。
- 看護学生になった頃から絵日記を描く速度が倍増！笑 以来なんやかんやでずーっとお仕事絵日記をつけています。

【性格】
- 考えるより先に行動してしまう。早とちりも多くてそそっかしい。
- そのくせ時折すごーく慎重。
- 大雑把、適当、マイペース。
- 正真正銘のポジティブ野郎。
- だけど内面は結構暗い。
- 考え事、というより妄想するのが好き。

【趣味】
- 読書、音楽、美術館巡りが一番のストレス解消法。休みの日はカフェで本を読んだり美術展に行けたら最高！
- ファッションには疎くて、ユニクロばっかり。家ではパジャマママン。
- 美味しいもの大好き♡ 歳をとるごとになぜか肉が好きになる。「美味しいもの食べにいこう」で簡単につられます。
- 海外旅行も大好き。3連休があれば一人でも行ってしまうほど……だけど、行ってから一人は寂しいことに気がつく。

12

病院で出会った面白い出来事を、遠い故郷の家族に知ってもらいたくて、絵日記を描くようになりました。

しんどい時は自分を励ますため、悲しい時はこの悲しさを忘れないための備忘録として描いてきました。私が一番つらかった時に力をくれた人たちの姿を、言葉を、描き残してきました。
それが多くの人たちにとっても励みになればいいなと思い、この一冊ができました。

看護師なら、誰もが経験する出来事が描かれていると思うので、自分の物語として読んでもらえたらサイコーです！

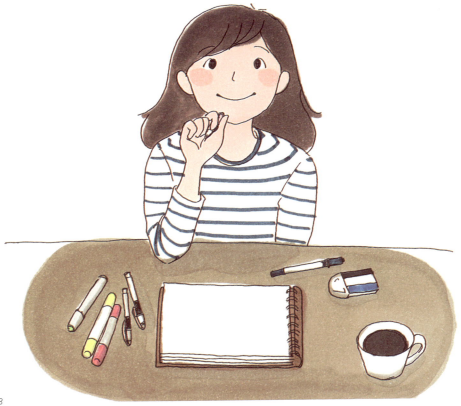

14

Episode 1

病院はヘンテコな場所

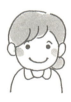

入職して1ヶ月。

自分の受け持った患者さんが元気になって、
私服姿で退院していく姿を見た時は、
本当に嬉しかった。

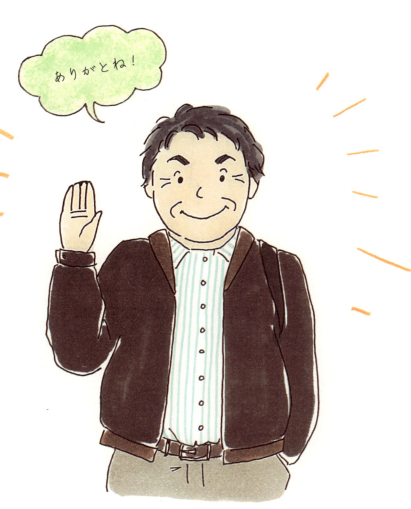

ちょっとだけ
憧れていた看護師の姿に
近づけたような気がした。

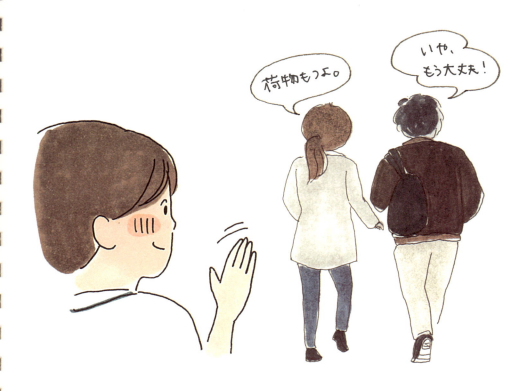

——ただ、
実際の病院という世界は、
学生の頃想像していたよりも、
はるかにヘンテコなことが
当たり前のように起こっている。

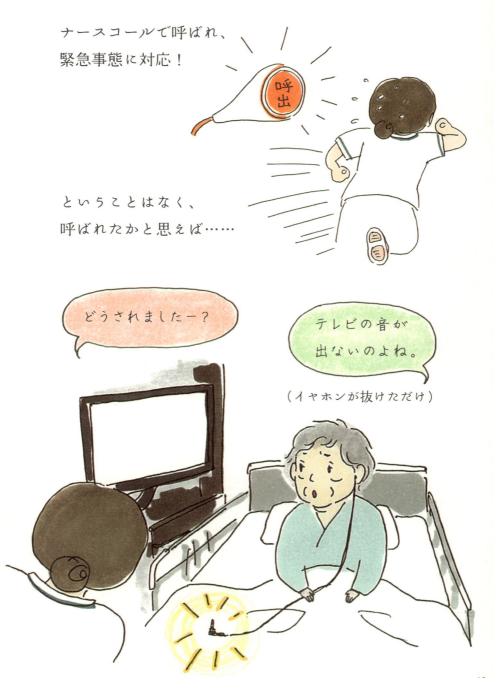

✓これなんかはまだ可愛い方で、
入院真っただ中に、
荷物をまとめて帰ろうとする
おばあさんがいたり、

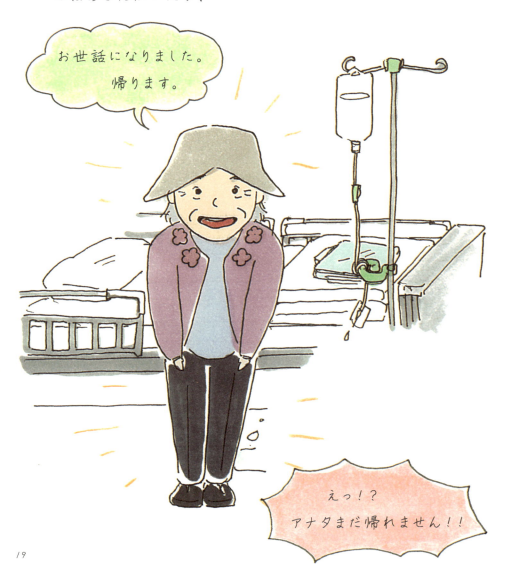

何が見えているのか……
空に向かって
何度も呼びかけるおじさんも。

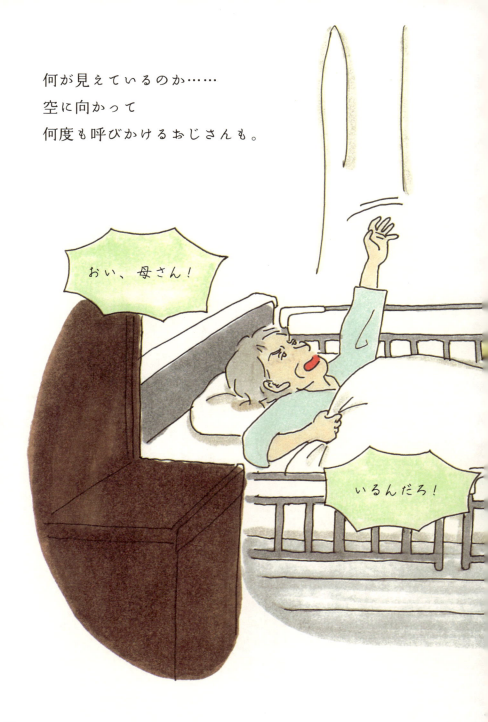

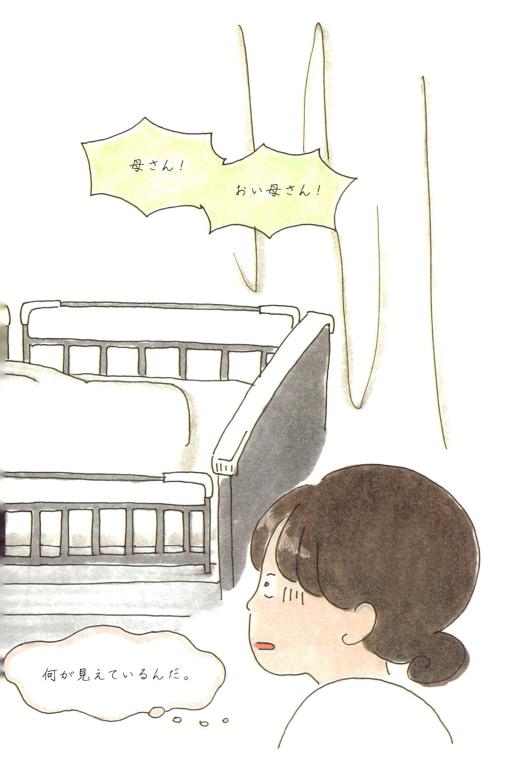

一番焦ったのは、ナースステーションで
心拍数がいきなりゼロと表示された
患者さんのもとに駆けつけたら

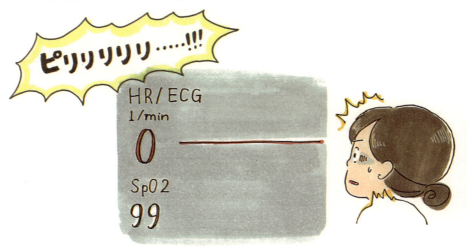

トイレに行って
電極*が外れただけだったり……。

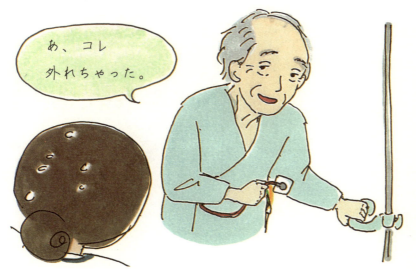

*電極 … 心電図を見るために胸に貼るシールのこと

もっとドラマチックな場面を思い描いていた私は、
単なる医療ドラマの見すぎだったようだ。
ということを先輩にこぼすと、

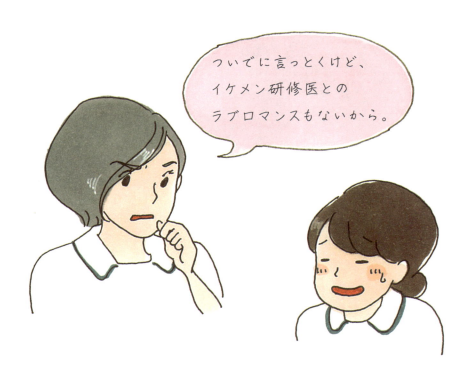

と、あっさり言われてしまった。

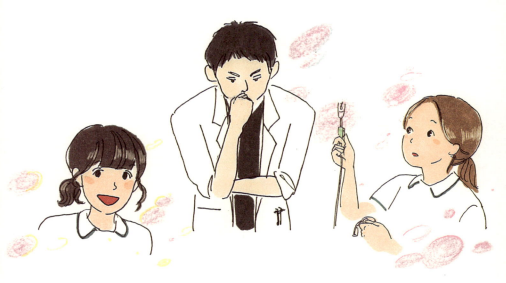

とにかく、この建物の中にはいろんな人がいる。
先生には、内科や外科など、
それぞれの科が割り当てられているし、
看護師だって、私にとっては
同期、先輩、教育担当と性格も年齢も様々だ。

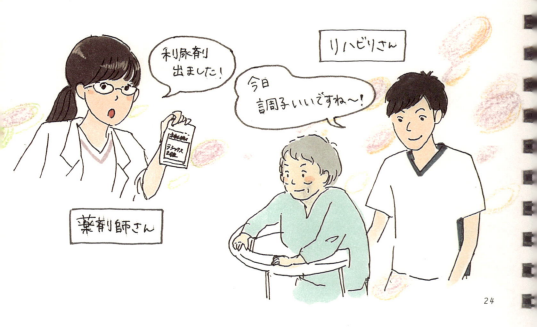

何より、患者さんは
赤ちゃんからおじいさん、おばあさんまで
老若男女が揃っている。
こんなところは世の中そうそうないだろう。

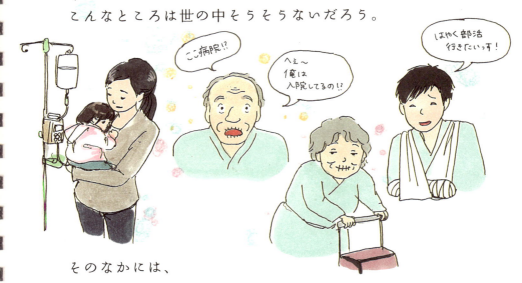

そのなかには、
もうすっかり元気になった人もいれば、
生死に関わる重症の人もいる。

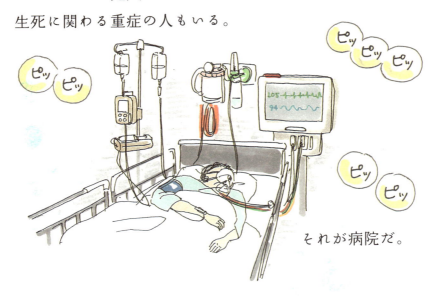

それが病院だ。

今はまだ
　一日一日をこなすのに精一杯だけれど……

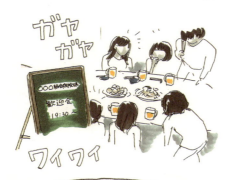

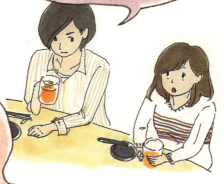

入職してから
1ヶ月くらい経つけど、
仕事どう？

えーっと……
まだ慣れないですけど、
この前、担当した患者さんが
元気になって退院した時は
嬉しかったです。

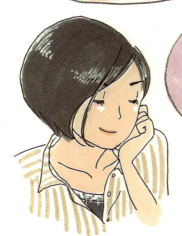

元気になれば、嬉しいよね〜。
元気にならない人もいるけれど、
笑わせたいって思うなぁ〜。

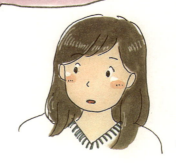

なんか頑張ろう、と思う。

看護師の新入社員研修！

　多くの新入社員の方が会社に入ってはじめに研修を経験すると思いますが、看護師の世界にも新入社員研修があります。
　実は、「針を刺す」や「人の体に管を入れる」といった行為は看護師の免許を持っていないとすることができないので、いくら学校で学んできたとはいえ就職して初めて経験することになります。
　もちろんいきなり最初から患者さんに針を刺すわけにはいかないので、練習台になってくれるのは、同期や先輩。当然刺す方は緊張しますが、緊張しながらプルプル震える手で刺されるほうが数倍恐怖でした（笑）。

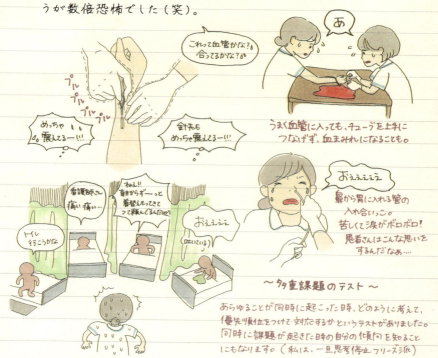

　今は当たり前にやっていることばかりですが、当時は「へぇ〜こんな風にするんだ」と、何もかもが新鮮だったことを思い出します。

Episode 2
大石さんが教えてくれたこと

大石さん、67歳。
膵臓ガンの再発で病院に帰ってきた。
末期だ。もうオペはできない。

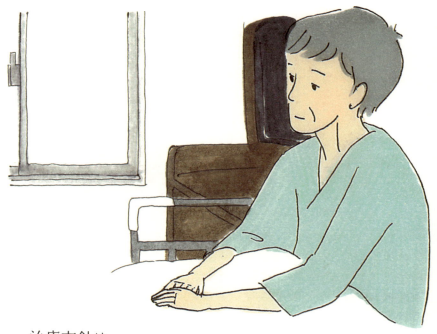

治療方針は、
今後できるだけ本人が苦しくないように
症状を緩和していく。

ご家族の希望で、
病名や進行については本人に未告知。

進行が早いため余命は3ヶ月くらいか。

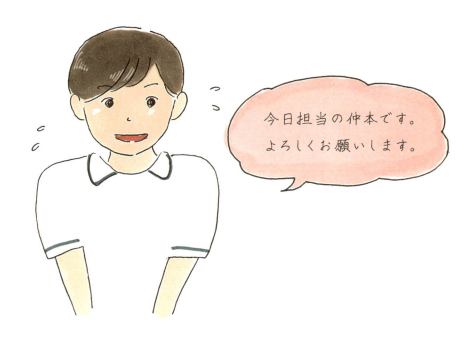

私は初めて、終末期*の患者さんを
担当することになった。

終末期、つまりそれは
人生の最期をここで過ごすということ。

正直、怖い。
というよりも、
どんな顔して接したらいいのだろう。

*終末期 … 余命がわずかとなった時期のこと

息子さんの話によれば、
本人は退院できると思っているようだった。

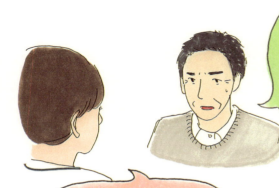

父親と相談して、おふくろには言わないでおこうって決めたんですよね。

そうなんですね……。

食べたいものがあるか聞いても『退院したら好きなもの食べるから、今は病院食でいいの』って。
でも、帰れないかもしれない。
俺、恥ずかしながら結婚もしてなくて。
おふくろにはそのこと心配されてて、どうしたらいいのか……。すみません、仲本さんにこんなこと言って。

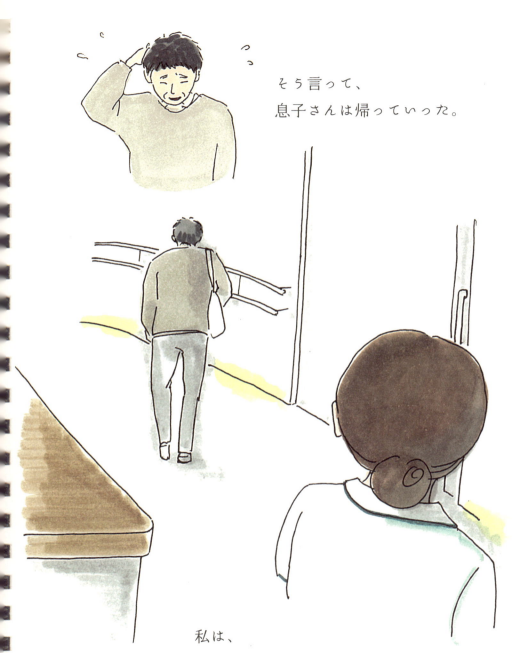

そう言って、
息子さんは帰っていった。

私は、
ただ話を聞くことしかできなかった。

病室に入り、
大石さんの着替えを手伝った。

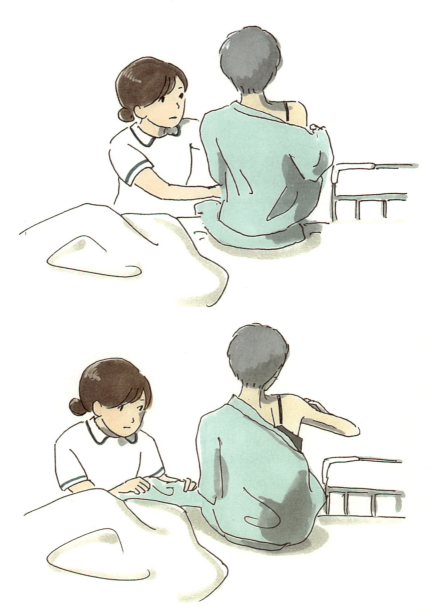

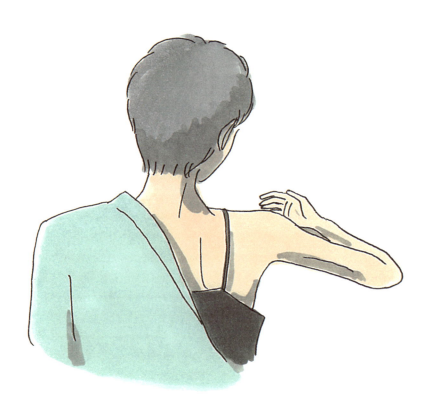

大石さんは、
肉が落ちてすっかり細くなった白い腕を
しばらく見つめていた。

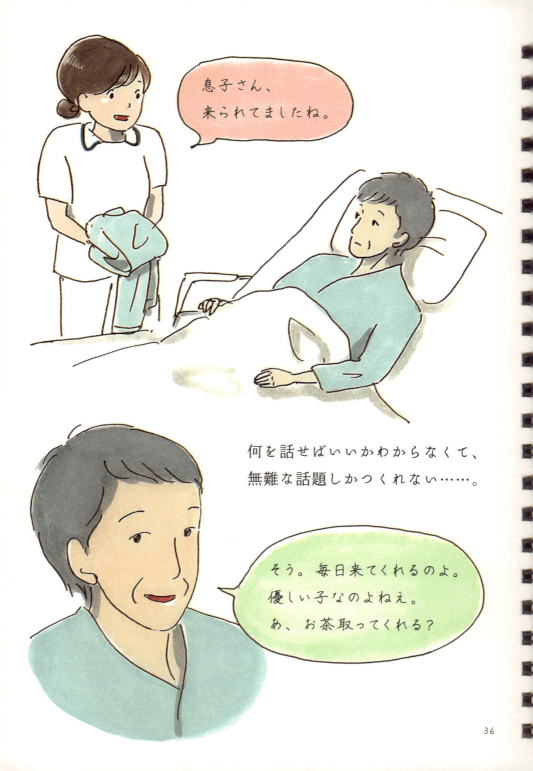

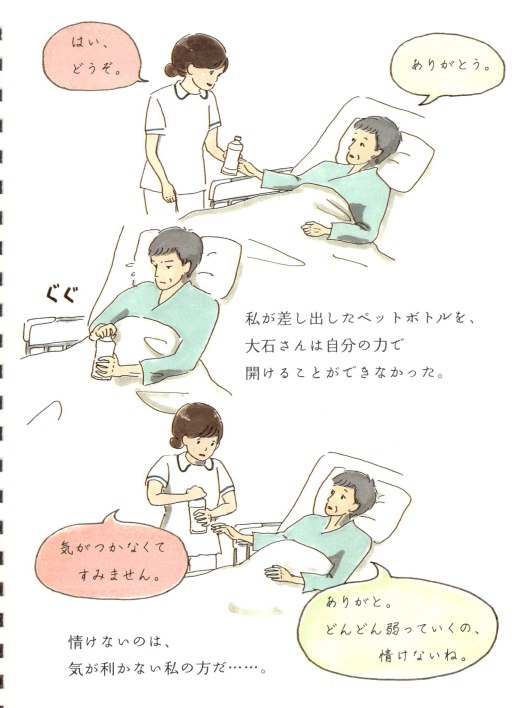

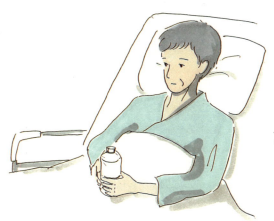

そして、少しの沈黙の後
大石さんが口を開いた。

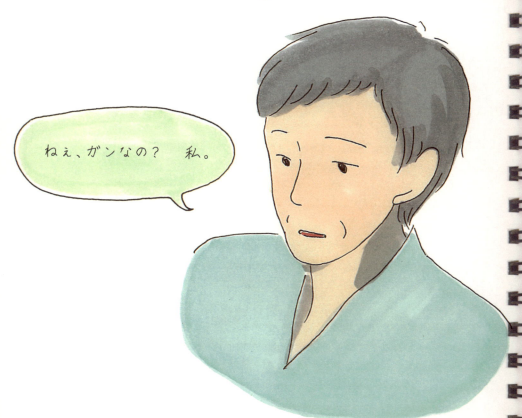

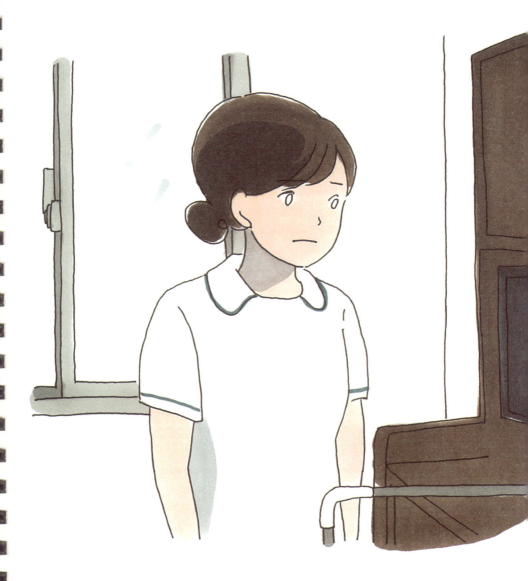

言葉が出なかった。

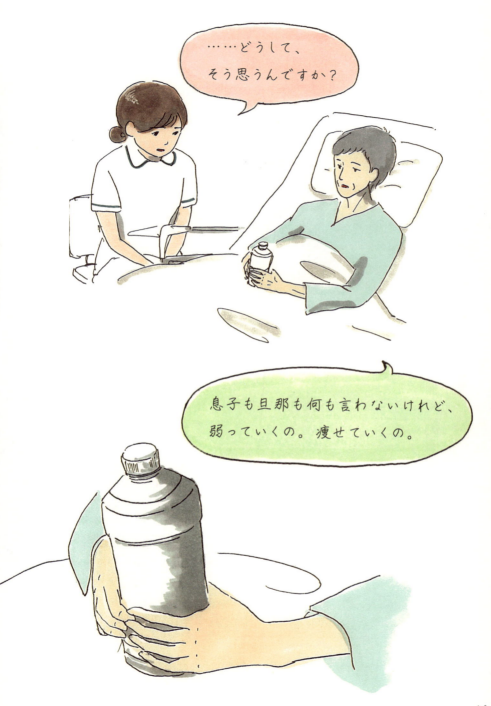

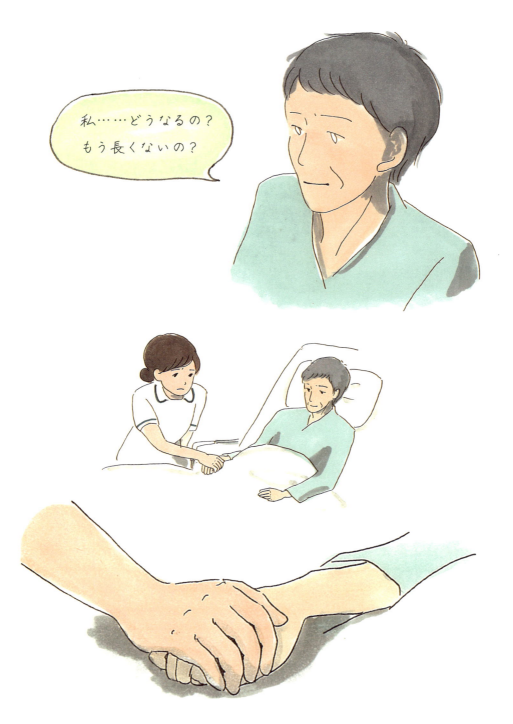

かける言葉が見つからないまま
思わず握った大石さんの手は、
病気でむくみ、
そしてびっくりするほど冷たかった。

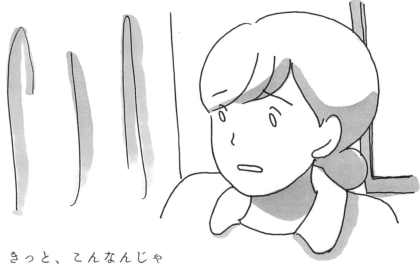

きっと、こんなんじゃ
夜も眠れないほどだるくって。

きっと、もう限界だって感じながら、
なんにも知らされない
心の行き場所はどこにもなくって。

私は何に怖がっていたんだろう。

私にできることを探さなくちゃ。

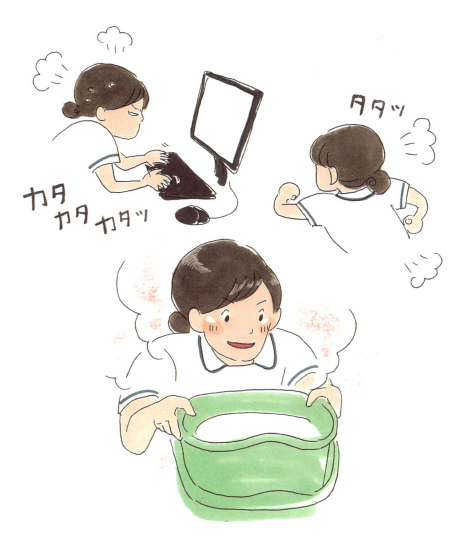

ナースステーションに戻った私は、
大急ぎで記録を終わらせ、
検査もあとは呼ばれるだけの状態にした。

時間は、つくった。

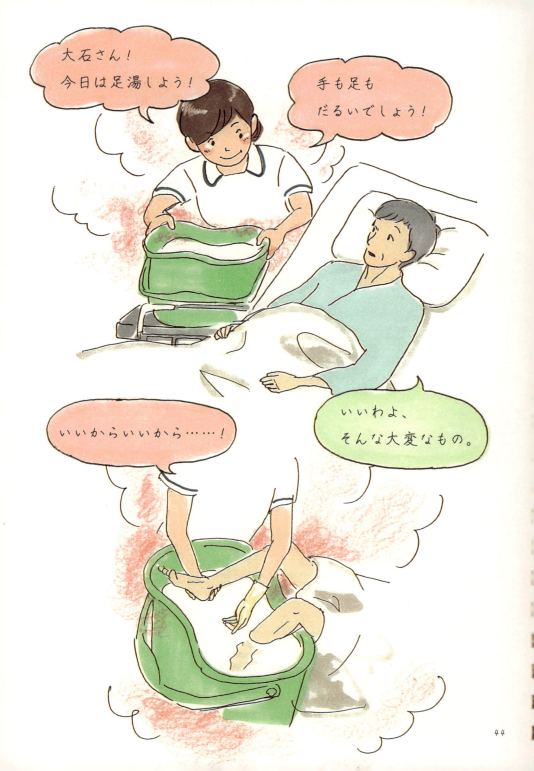

お湯の入った洗面器を差し出し、
遠慮する大石さんの足をそっと入れた。
すると、みるみるうちに
大石さんの顔が緩んでいくのがわかった。

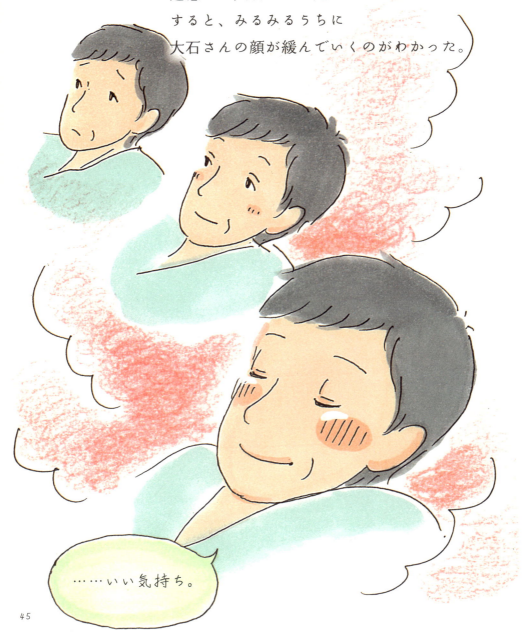

……いい気持ち。

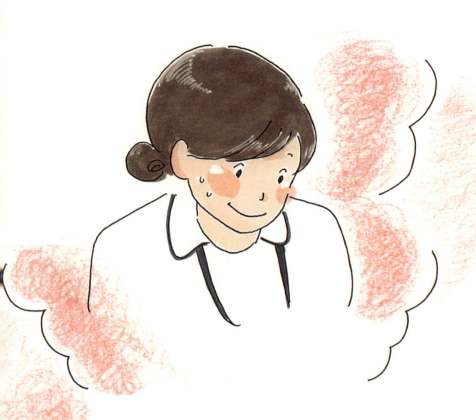

「ひょっとして温泉とか、好きでした？」
「好きねえ。田舎は温泉がいっぱいあったから。」
「そうだったんですね、生まれはどこなんですか？」
「鹿児島よ。」

「九州、いいですね。」
「いいところよ。帰りたい。」

「……。」

「若い時に東京に出てきてね、
全然里帰りしなくて。
親不孝したのよね。
末っ子のわがまま娘でね。
二十歳の時に家を飛び出して帰らなかったの……。
前まではそんなこと思わなかったのに。

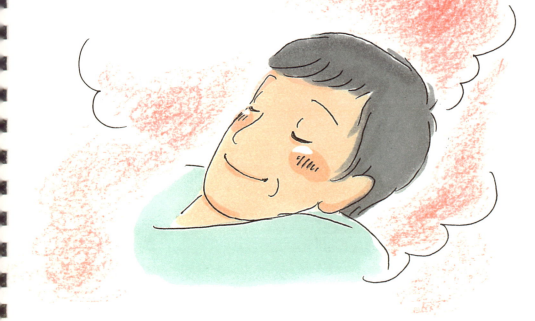

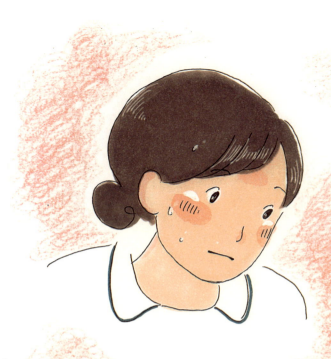

私は、大石さんから出た
「帰りたい」という一言が
頭から離れなかった。

帰りたいなら、
帰れるなら
鹿児島を見せてあげたい。

でも、どうやって？

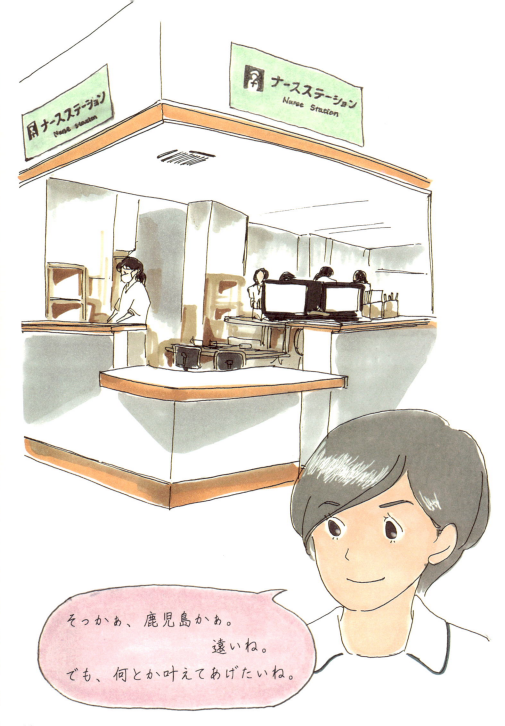

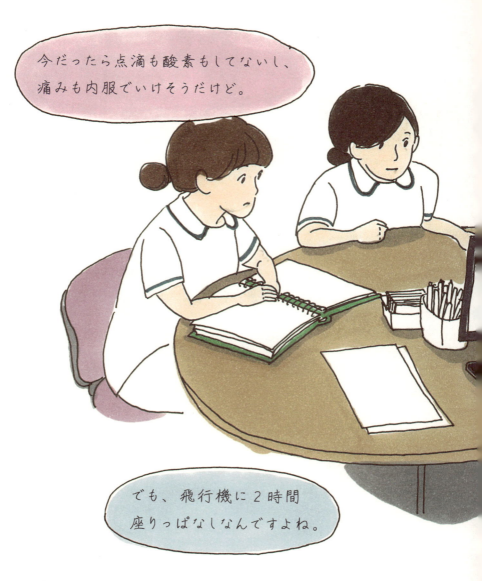

先生には、数週間持つかどうかと言われていた。

ご家族はついていけるのか？
向こうの病院と提携はとれるのか？

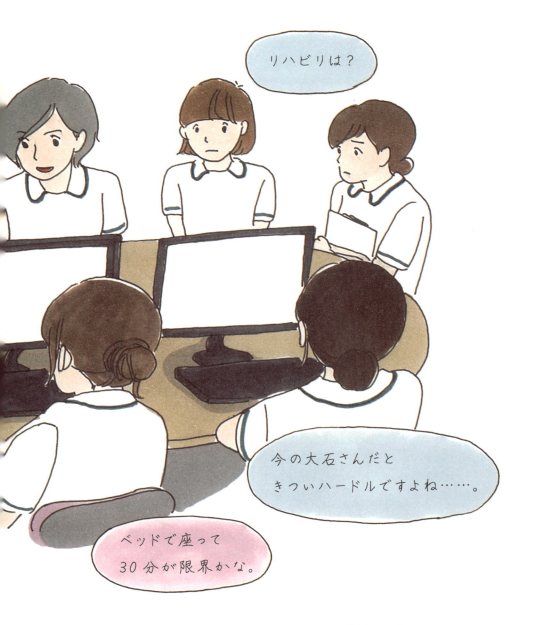

ああだこうだと議論を重ね、
行くなら全身の状態が悪化しない
今のうちだという結論に達した。

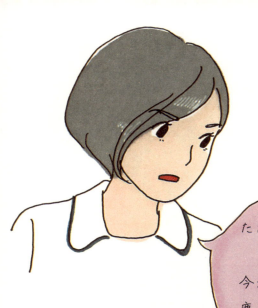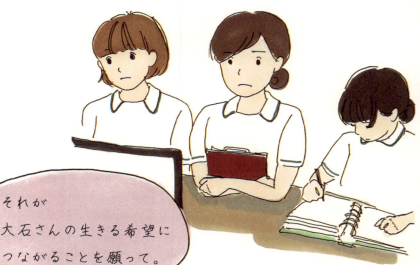

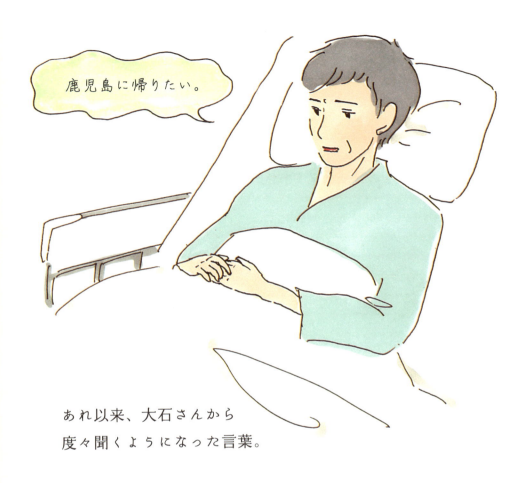

あれ以来、大石さんから
度々聞くようになった言葉。

息子さんも、せめてもと
鹿児島名物の「かるかん」を
持ってきたりしていたけれど、
口にはしていないようだった。
食欲も落ちていた。

でも、私たちはあきらめたくなかった。

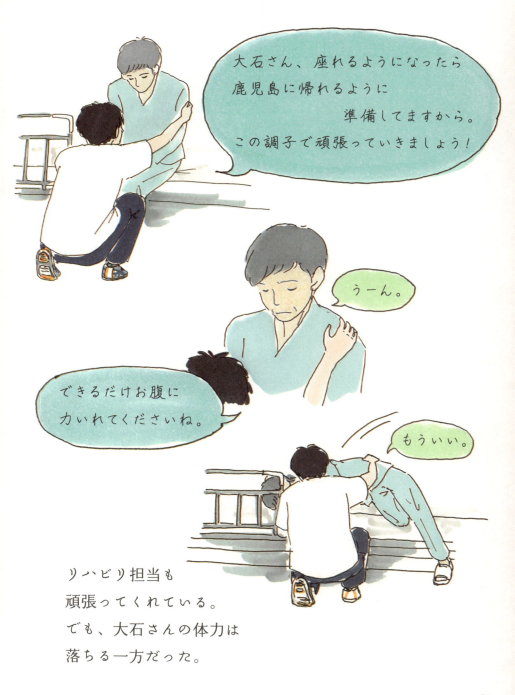

その後、
リハビリの様子を見ていた息子さんは

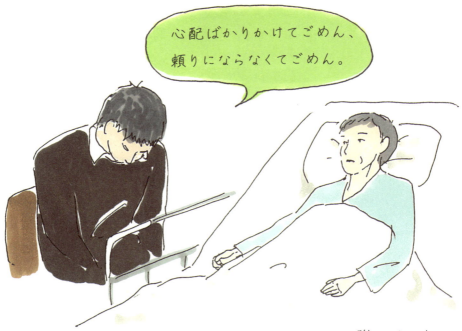

と、しきりに謝っていた。

だんだんと動かせる部分が少なくなり
反応が鈍くなった自分の母親を前に、
気持ちが追いついていないように見えた。

私はその様子を見て、
また無力感に苛まれていた。

何をすれば正解なのだろう。

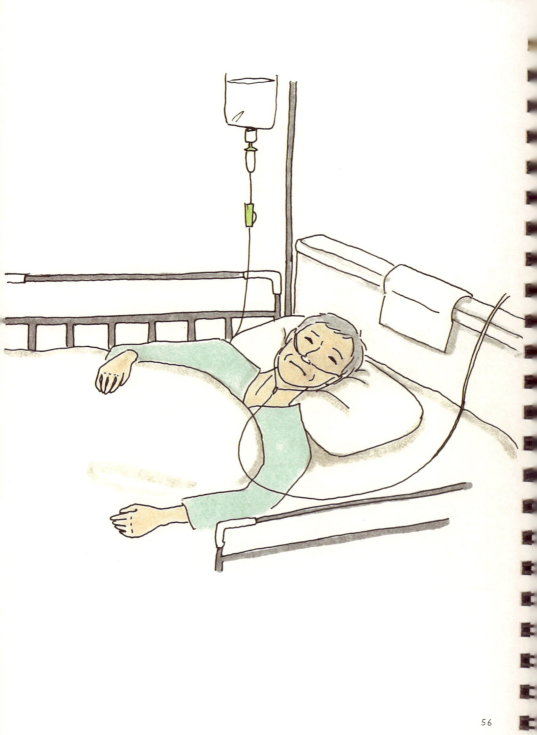

数日後、
大石さんの点滴を交換しに
部屋を訪れた。

大石さんは、
ぼーっと天井を眺めていた。
人が日に日に弱っていくのを
こんなにも目の当たりにするのは初めてだった。

……もう、もうすぐなのかな。

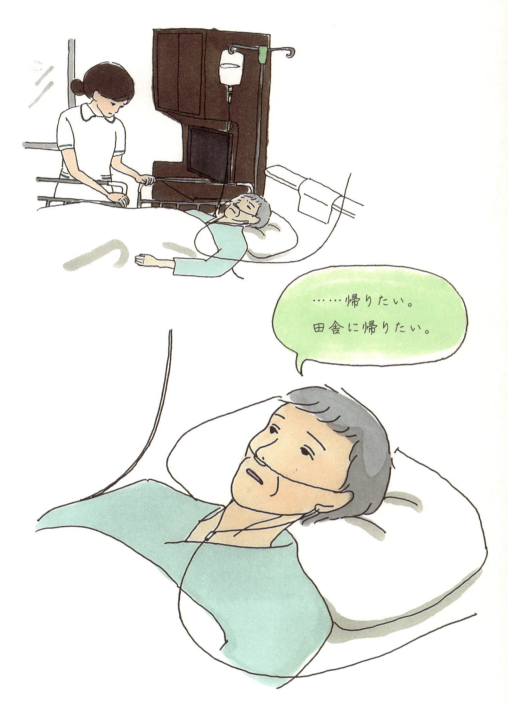

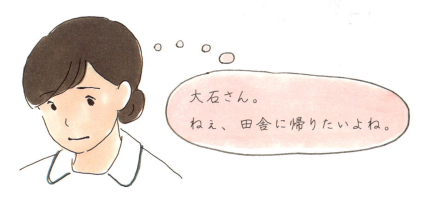
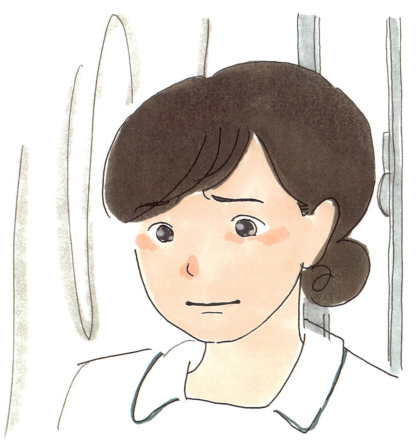

なんでこんなに
何もできないんだろう。

心の行き場所を探している大石さんに、
私は、何もしてあげることができない。

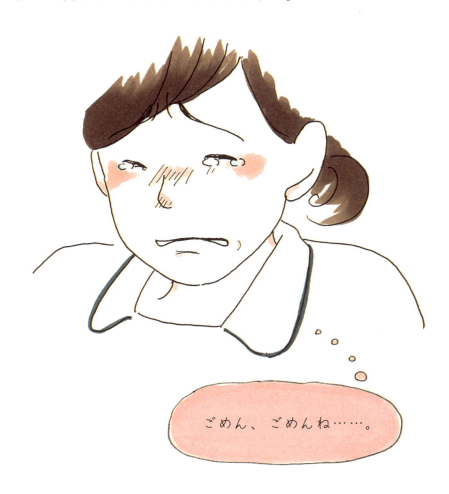

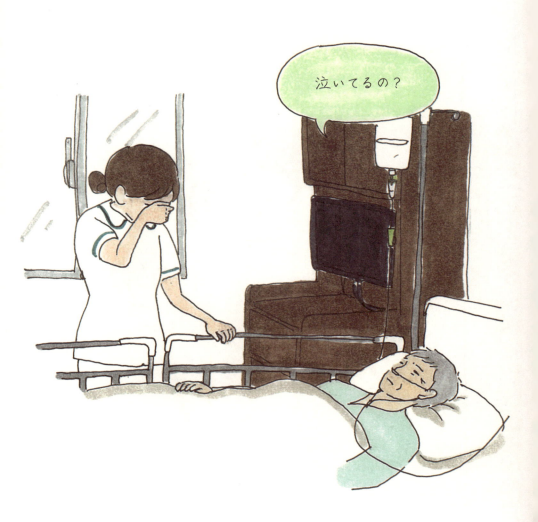

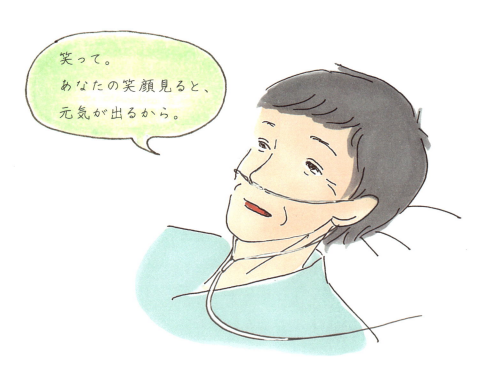

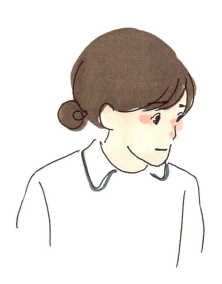

いつの間にか
私は泣いていて、
大石さんの声で
はっと我に返った。

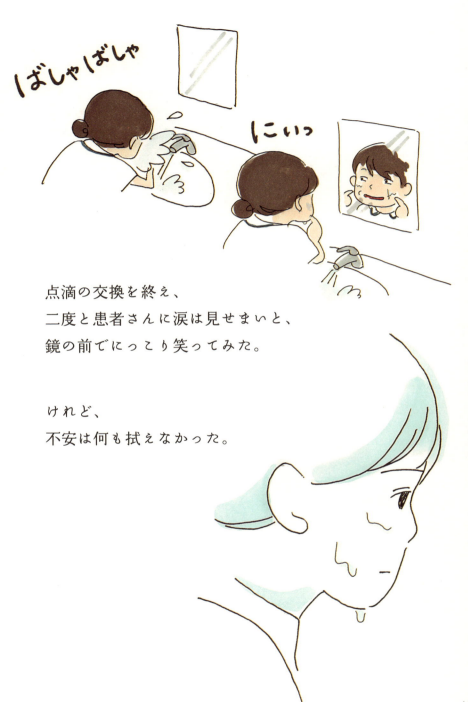

点滴の交換を終え、
二度と患者さんに涙は見せまいと、
鏡の前でにっこり笑ってみた。

けれど、
不安は何も拭えなかった。

その日までに何ができるのだろう。

人が亡くなるって……どうなるの？
呼吸数が減る？　心臓が止まる？　突然止まるの？

そういう時、誰になんて
声をかけてあげればいいのだろう
こんな私が、
落ち着いた対応ができるのだろうか。

自分が担当している日に亡くなったら……
どうしよう。

あまりに悲壮な顔をしていたのだろうか。
先輩がすっと私の横に来て、声をかけてくれた。

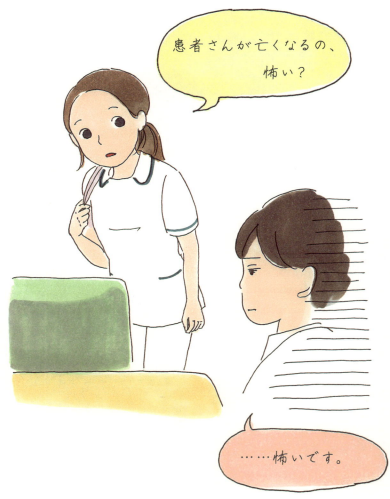

正直な気持ちだった。
きっとその時、自分がどういう気持ちになるのかが
想像つかなかったから。

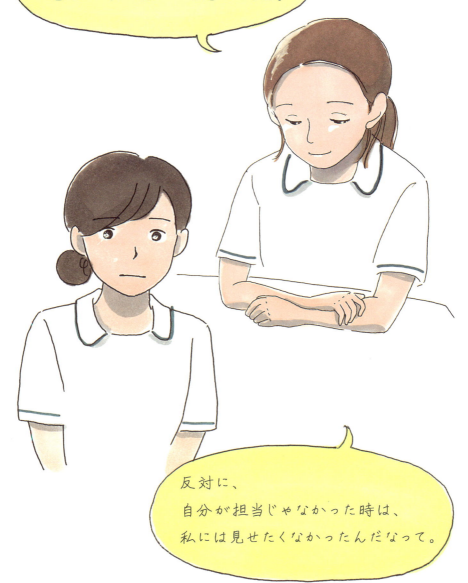

私よりもずっと
　ここに長くいる先輩の一言は、
　どんな言葉よりも
　私を納得させてくれるものだった。

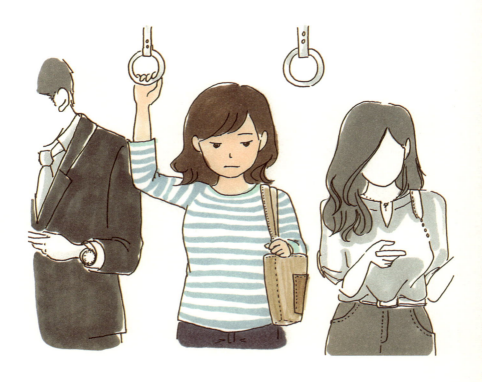

「私を選んでくれる」……か。
私もそうなれるのかな。

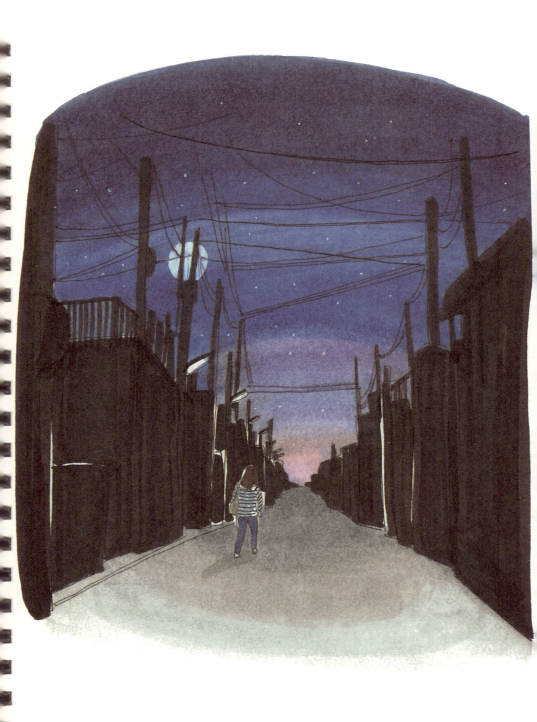

翌日、私が出勤すると、
大石さんはもういなかった。
家族に看取られて、
あっという間だった、らしい。
苦しそうではなかった、らしい。

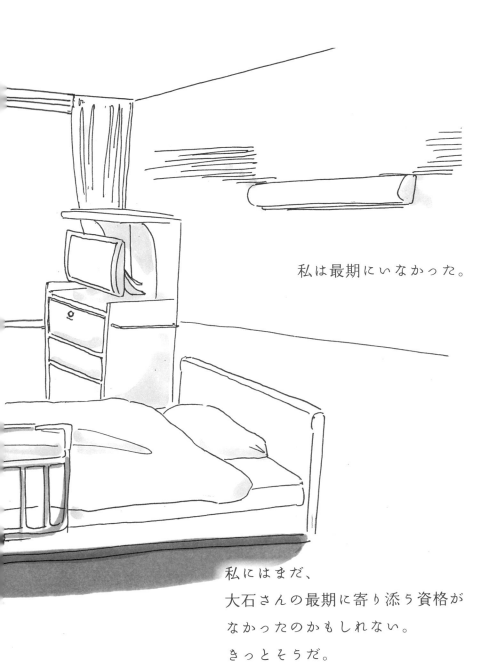

私は最期にいなかった。

私にはまだ、
大石さんの最期に寄り添う資格が
なかったのかもしれない。
きっとそうだ。

鹿児島へ
帰らせてあげたかった。

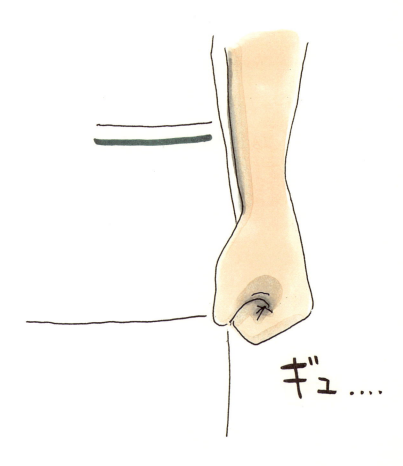

体力も落ちてたし、
仕方なかったのかな。
もっと早く計画してたら、
行けたのかな……。

足浴だって、
もっとできたのかもしれない。

何かもっと、
何かもっとできたんじゃないかな。

——この世界で、
私は何ができるのだろう。

患者さんの前で泣くのはプロ失格か

　つらい場面や誰かが亡くなった時でさえ、ベッドサイドやナースステーションで泣く看護師はほとんどいません。きっと、私的感情を持ち込むのはプロとして失格、とか、看護師はどんな時でも最善を尽くしたと胸を張るべき、とか、泣いている姿を見せたら患者さんやご家族が不安になる、とか、つまり「仕事だから」というのが大きいと思います。でも、本当にそうなんだろうかと新人ながらどこかモヤモヤした気持ちがありました。

　ところが、ある先輩が「私は患者さんと一緒にオイオイ泣いたことがあるよ。あの人はどこにも弱音を吐けなくて、ずっと我慢していたんだと思う。『泣けてちょっとすっきりした』って後から言われて、泣いてよかったと思ってる」と言ったことがありました。自分はこう思う！　と信じられる強い自分を持っている先輩をカッコイイと思ったし、何よりその時、私は初めてストンと腑に落ちたような気がしたのです。

　もちろん患者さんによっては、不安になったり、頼りないと思ったり薄っぺらい涙を流すな！　と思う人もいるでしょう。でも、つらい生活を一緒に闘い、ある時ふと共鳴して一緒に泣けてくる時って、看護師と患者という関係を越えて、人として関係性が築けていることの証拠でもあると思うのです。

Episode 3

種田先生が教えてくれたこと

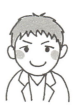

それでも現場は進む。

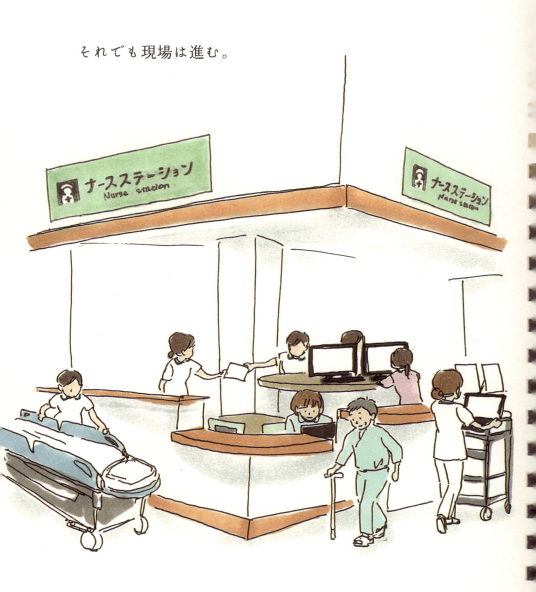

目まぐるしく過ぎていく。

なじみのある患者さんから
初めて顔をあわせる患者さんまで、
いろんな人たちに対して、
いろんなかたちで看護をする毎日。

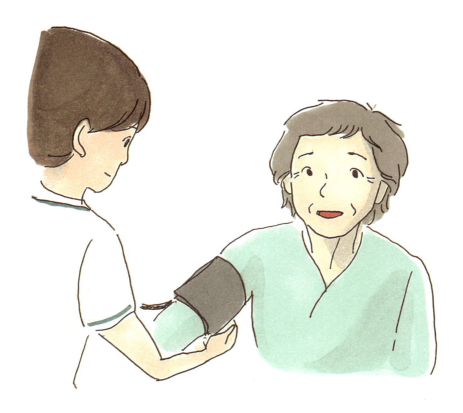

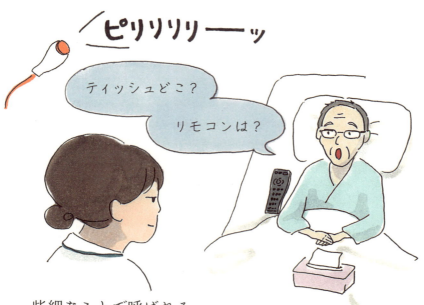

些細なことで呼ばれる
ナースコールは相変わらずだけれど、
もちろんそれだけじゃなくて

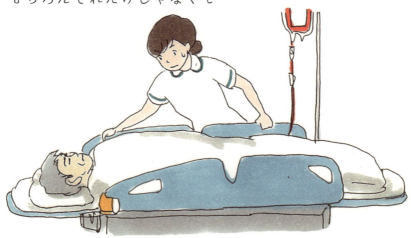

レントゲンにも呼ばれるし、
患者さんの状態に合わせて行う吸引。
トイレのお手伝い。オペをした人の全身の管理も。

学生の時に想像していた
100倍くらい忙しいんじゃないかな。
だから余計に……嫌なことばかり目についてしまう。

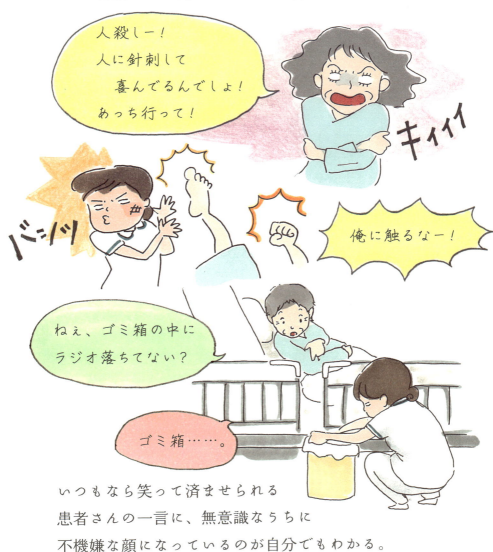

いつもなら笑って済ませられる
患者さんの一言に、無意識なうちに
不機嫌な顔になっているのが自分でもわかる。

病院で起こるいろんな渦の中に巻き込まれて、
思うように仕事が進まない……。
自分の予定と予測の通りに一日が過ぎたことなんて、
多分一度もない。

てくてくてくてく……

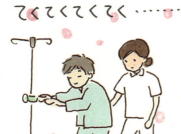

ぴたっ…‥

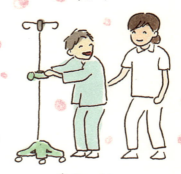

いつもねぇ、食事の前に
トイレに行くの。
べつだん行きたいってわけでも
ないんだけどねぇ。習慣なの。

てくてくてくてく……

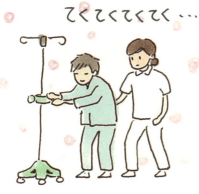

ぴたっ……

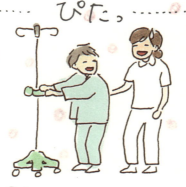

それにしてもアナタ
背が大きいのねぇ〜！

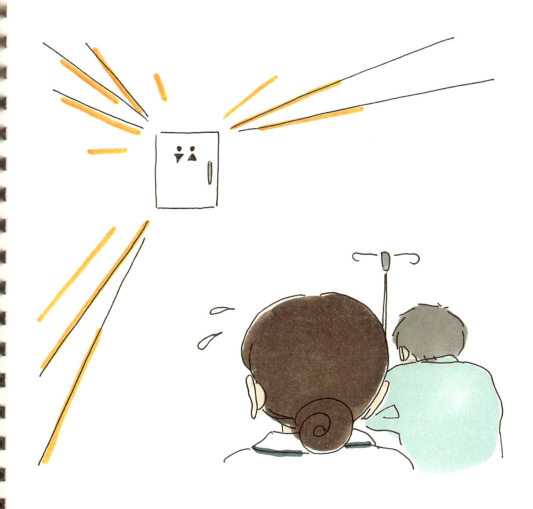

あぁ、今日はトイレについて行くのに
もう何分かかっているんだろう。
トイレってこんなに遠かったっけ！？

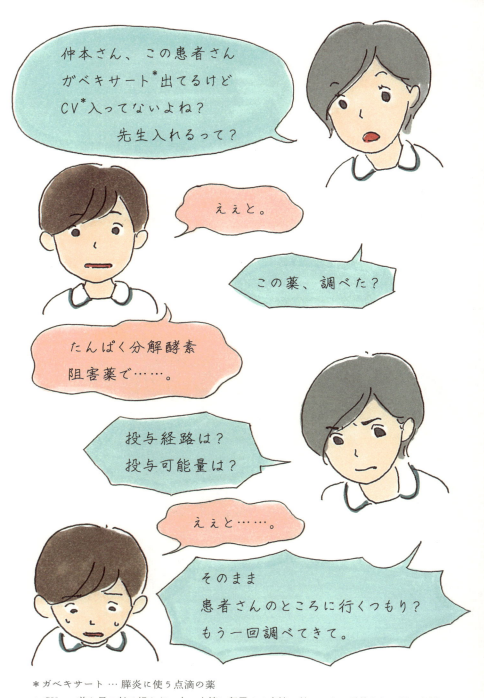

*ガベキサート … 膵炎に使う点滴の薬
* CV … 首や足の付け根など、太い血管に留置する点滴の針のこと。手首などの細い血管では耐えられないような強い薬を使う時に必要（今回のガベキサートも然り！）

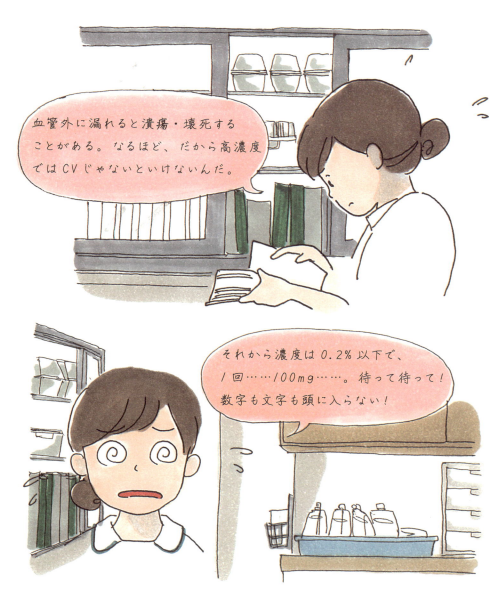

慌ててテキストに目を通すけれど、
勉強のスピードは、現場のスピードに
全然追いつかない。

患者さん自身の時間と、
自分の仕事の時間、勉強の時間、
全部の時間感覚があまりにも違いすぎて、
頭がちぐはぐになっていく。

そうこうしている間に
すぐにまた声がかかる。

仲本さーん！
入院来たよー！

はぁーい！

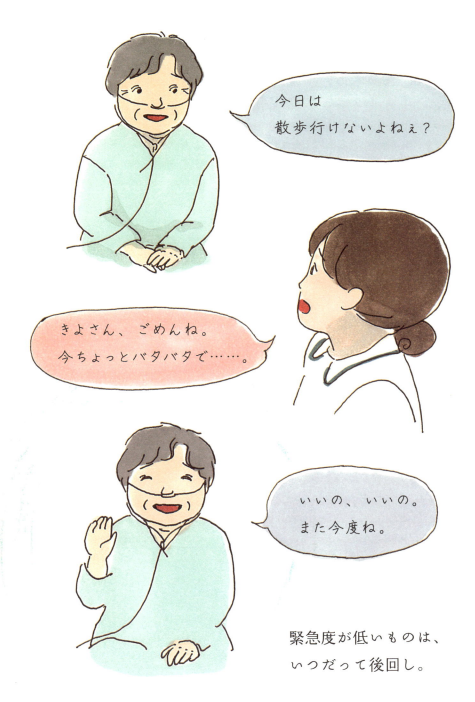

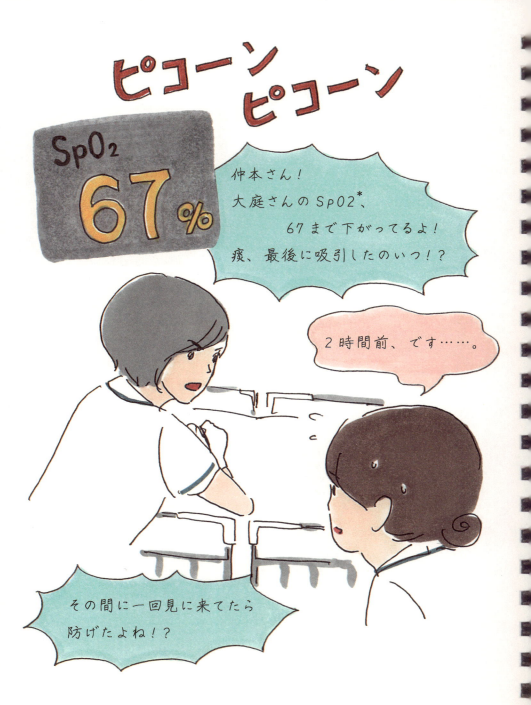

私に反論の余地は、
１ミリもなかった。

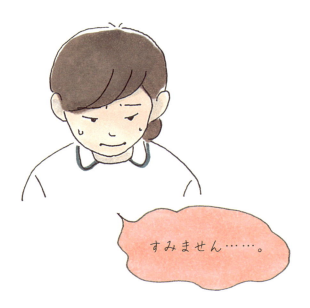

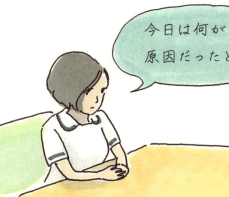

「今日は何が原因だったと思う?」

「……まず、タイムスケジュールの組み立てができてなくて、オペが帰ってくる前にもっと準備しておく必要がありました。」

「そうだね。」

「バタバタしちゃって、大庭さんの吸引に2時間くらい行けてなかったです。」

「時間管理ができないと、それだけで患者さんの命に関わることもあるからね。」

「はい。」

命、という言葉が重い。

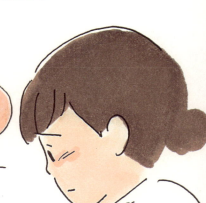

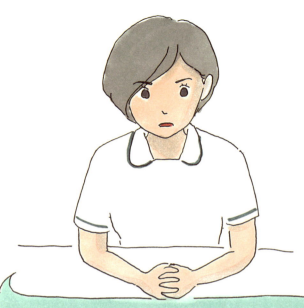

あとは、ガベキサートのこと。使ったことのない薬は薬効、副作用はもちろんだけど、いつ投与するのか、何分かけるのか。投与方法と基準値まで調べること。

人によっては死んじゃうよ？

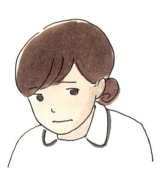

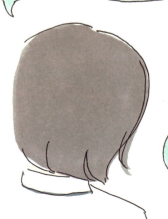

『大事に至らなくてよかった』では済まされないんだよ。

――無能な私はいつか、
人を殺してしまうんじゃないだろうか。

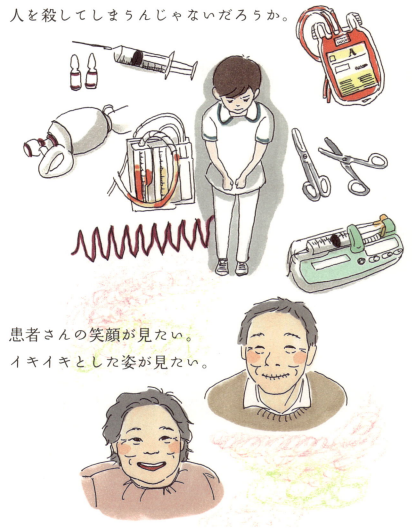

患者さんの笑顔が見たい。
イキイキとした姿が見たい。

そういう瞬間を引き出していける
看護師になりたいと思ってたのに、全然だめだ。
今日、私は何秒ちゃんと患者さんの顔を見たんだろう。

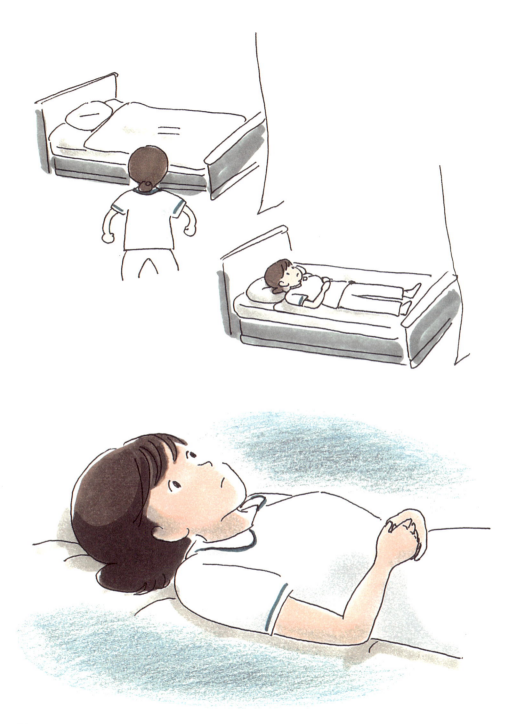

自分では動くことができないきよさんは、

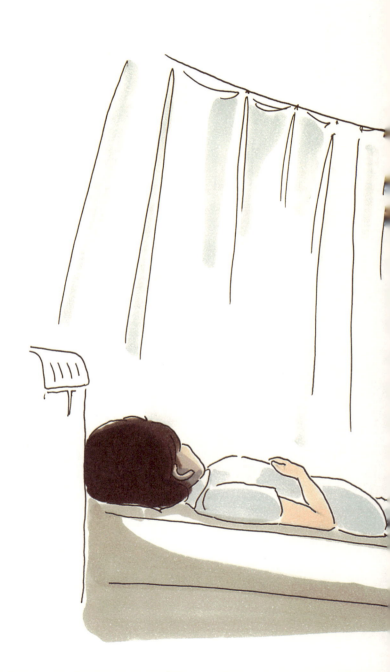

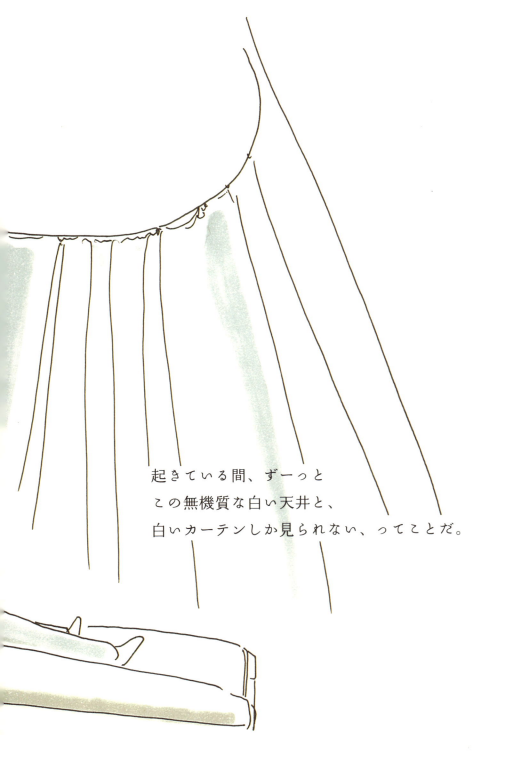

起きている間、ずーっと
この無機質な白い天井と、
白いカーテンしか見られない、ってことだ。

それでもやっぱり、仕方ないのかな。

「豊かな生活ができるように」とか
「その人らしく過ごせるように」とか
机上の空論だったのかもしれない。

現実を、限界を受け入れることが
きっと、社会で働くってことなんだ……。

ギュッ....

その後、私はやるせない感情のまま
残っていた事務の仕事を片付けていた。
もうすぐ消灯だ……。

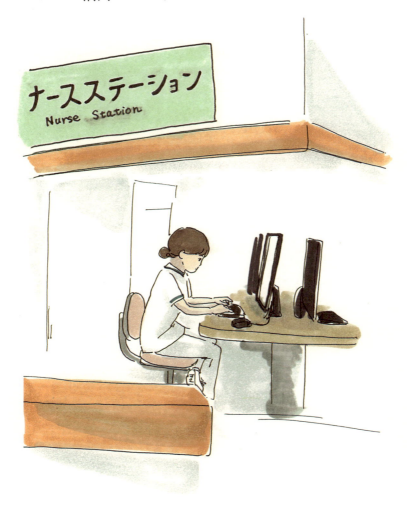

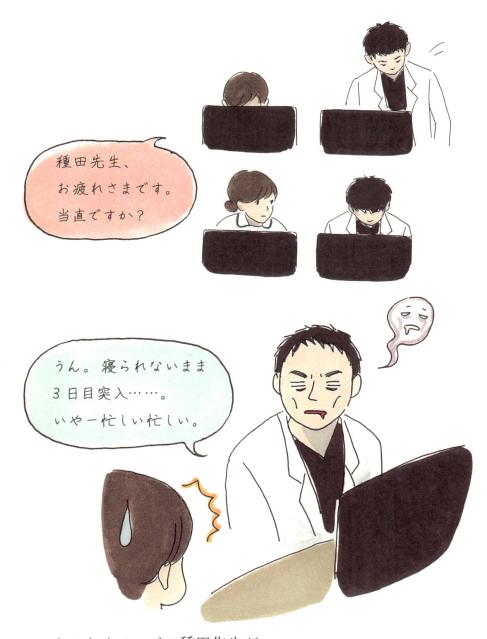

タフなイメージの種田先生が、
この日は生気が抜け落ちて、かなりつらそうだった。

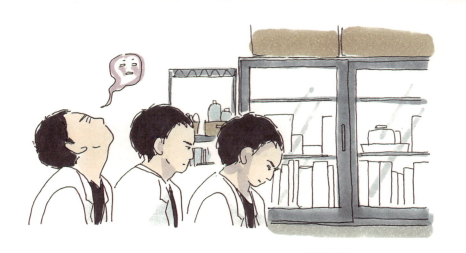
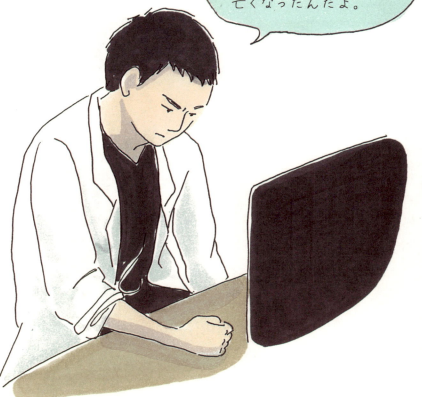

種田先生は、ぽつりぽつりと話し始めた。

前日に間質性肺炎*で
救急搬送されてきた人だった。

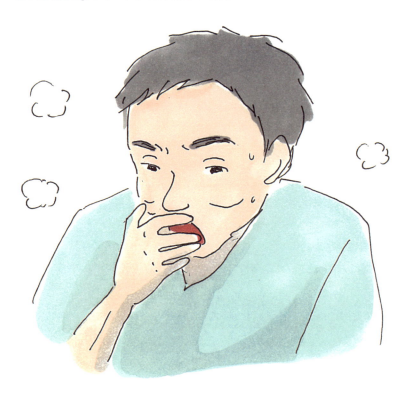

ステロイドの点滴では回復しなくて、
点滴ももう限界で。

*間質性肺炎 … 感染などではなく何らかの原因で肺が硬くなる肺炎のこと。急性間質性肺炎は特定疾患といって効果的な治療法が未確立の病気として指定されている

この次にできることは、
呼吸器をつけることしかなかった。
ご家族との面談で、
そうすることに決めたんだ。

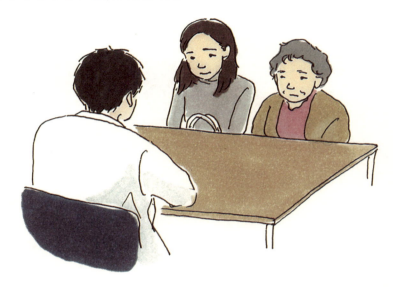

呼吸器の管を入れられていると
ストレスで暴れてしまう患者さんもいるから、
鎮静させる薬を使わないといけない。

もちろん、家族と話をすることもできない。
そして、一度つけると
ある程度回復しない限りは外すことはできない。

……ご家族も苦渋の決断だったと思う。

だけど、呼吸器をつけても
状態は変わらないまま今日になって。

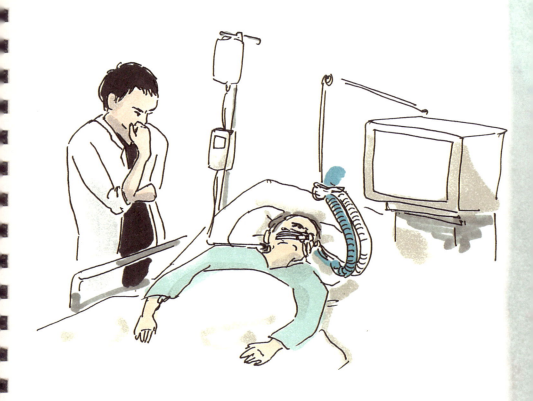

いつ急変してもおかしくないから、
見舞いに来てたご家族に
心の準備をするように伝えようかとも思ったけれど、

今晩を越えれば回復するかも、と思って、
やっぱり何も言わなかった。

……そう思いたかったのかな。
だけど、ご家族が帰った後に
容態が急変して

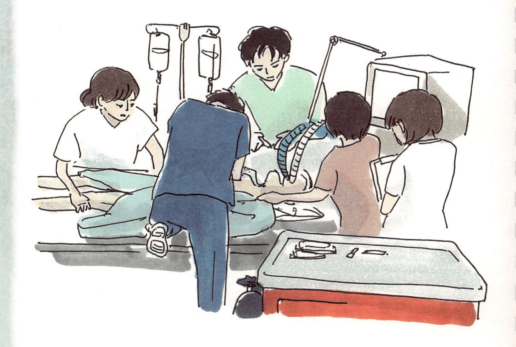

俺が駆けつけた時にはすでに心停止してて、
心臓マッサージが行なわれてた。

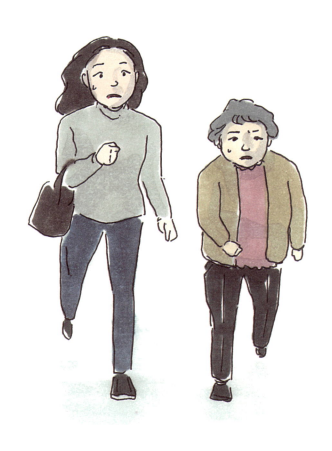

後から来られたご家族に、
もう、蘇生する見込みがないことを説明して、
そしてその後……

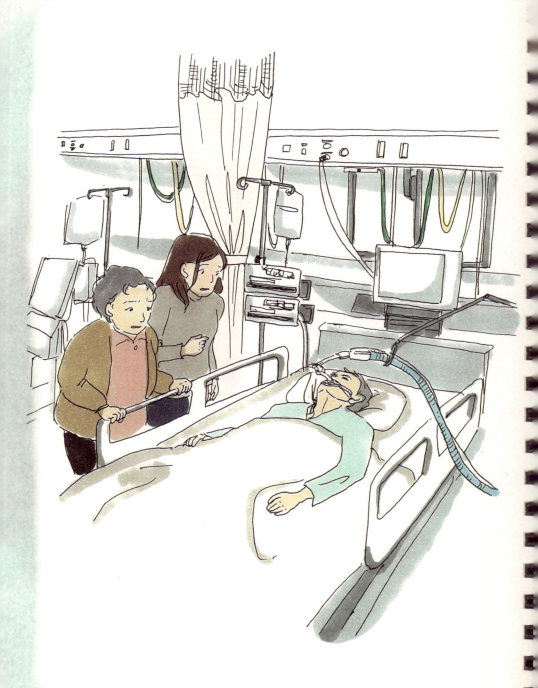

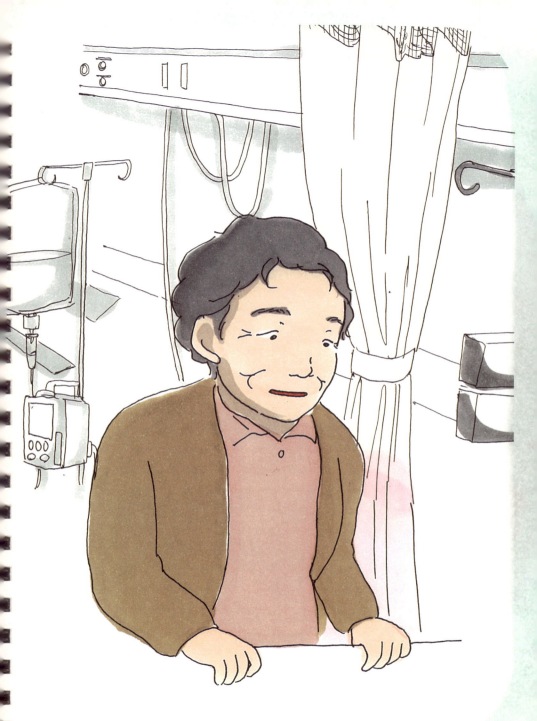

死亡診断の時、声が震えたよ。

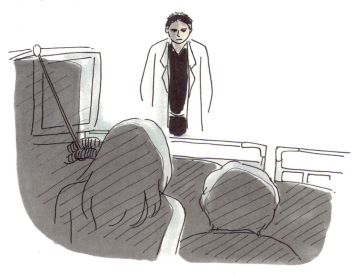

あの時のご家族の顔と、
鳴り響く心拍数0のアラーム音が、
頭から離れない。

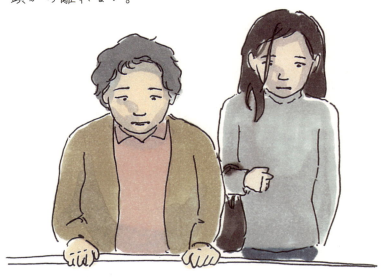

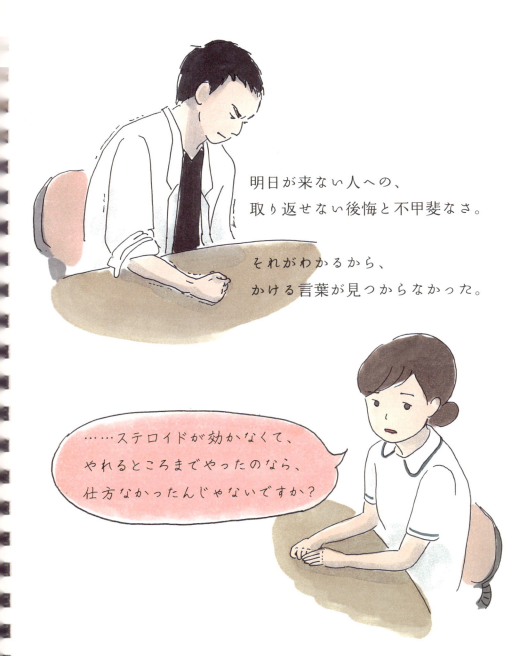

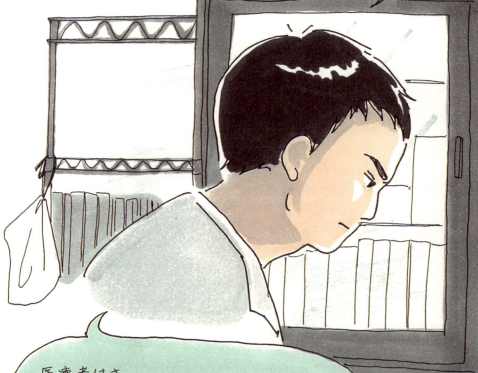

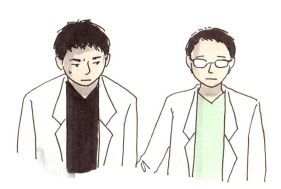
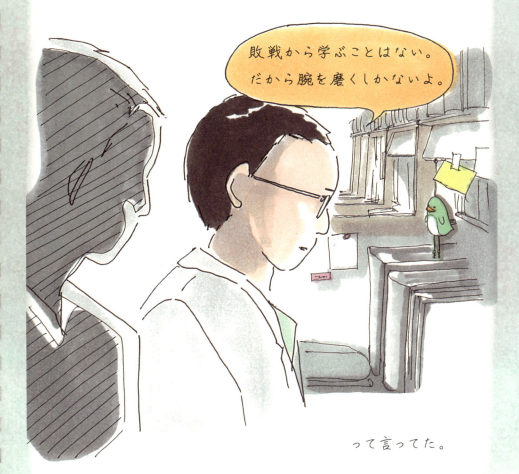

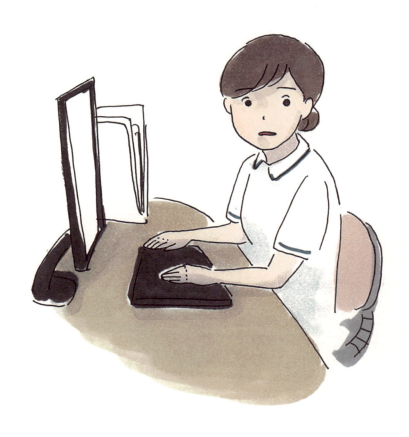

今日はもう、取り戻せない。

だからこそ、
「腕を磨く」しかない。

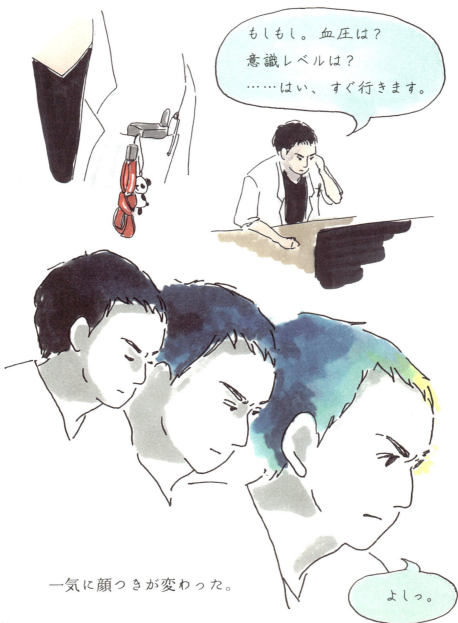

さっきまで
拳を握りしめて悔やんでいた姿が
嘘だったみたいに、

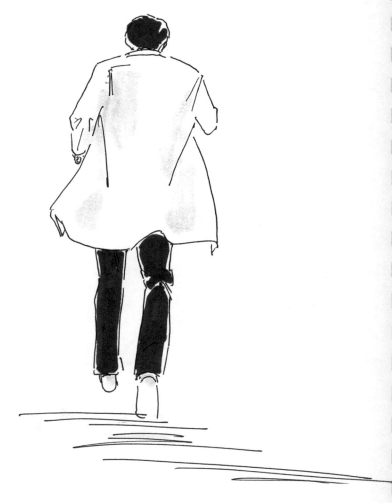

種田先生は患者さんのもとへ
走り去っていった。

みんな、後悔しながら
次に進もうとしているんだ。

不甲斐なさや無力さを感じているのは、
私だけじゃない。

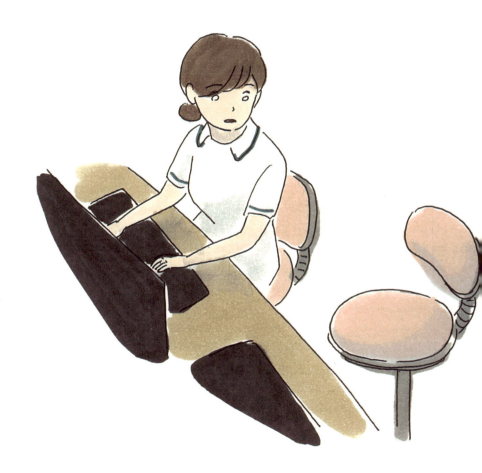

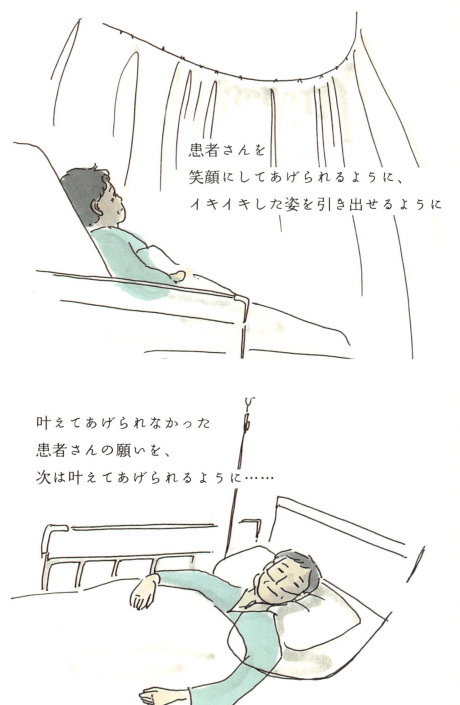

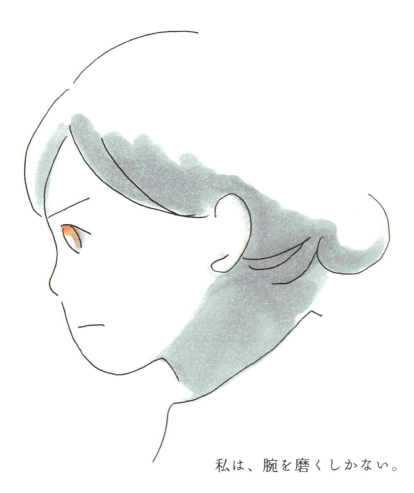

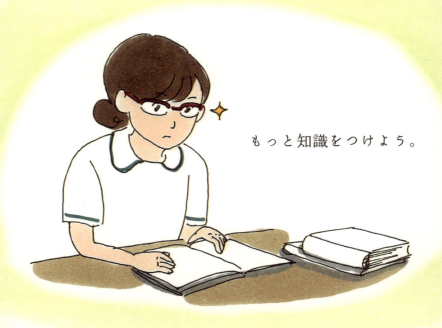

もっと知識をつけよう。

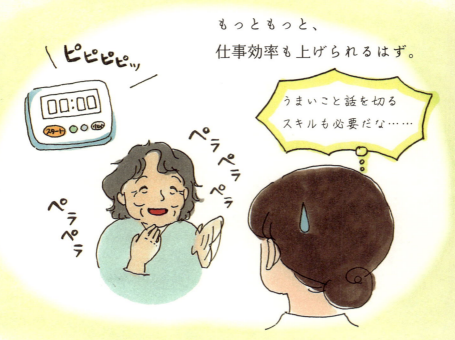

もっともっと、仕事効率も上げられるはず。

うまいこと話を切るスキルも必要だな……

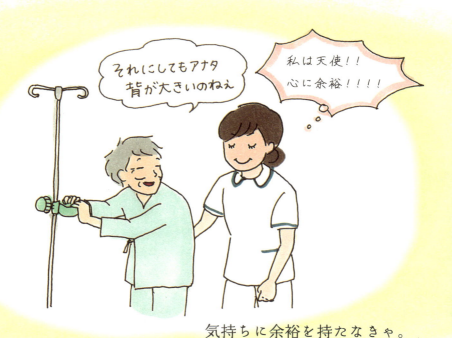

気持ちに余裕を持たなきゃ。

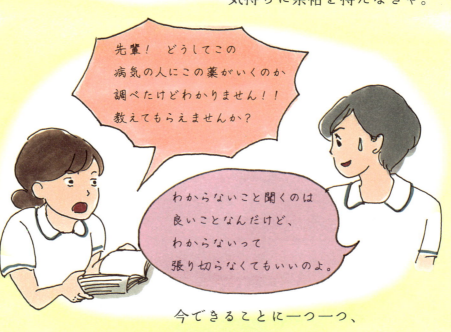

今できることに一つ一つ、
丁寧に向き合っていくしかない。

「仕方ない」って、
あきらめてちゃダメなんだ。

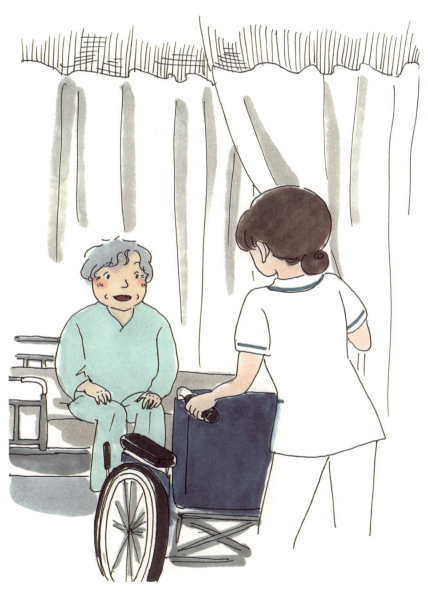

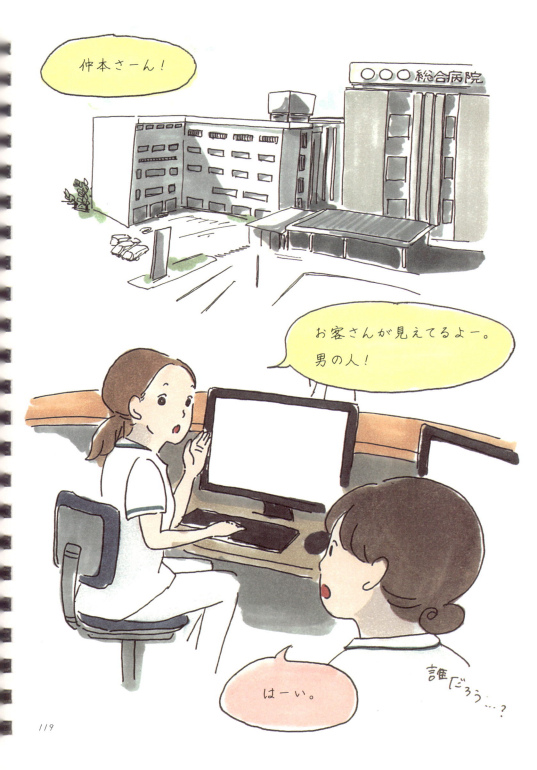

ナースステーションの前にいたのは、
あの大石さんの息子さんだった。

思ってもみない来客だった。

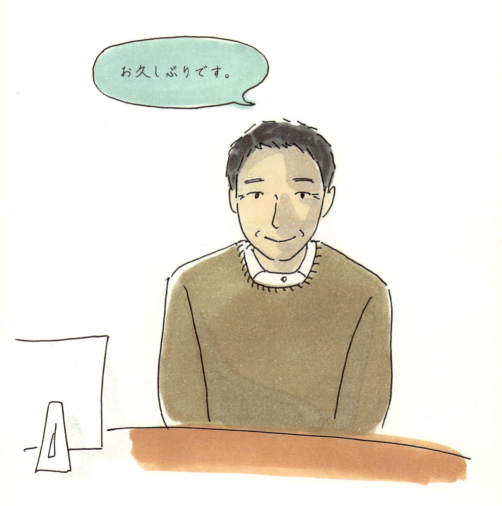

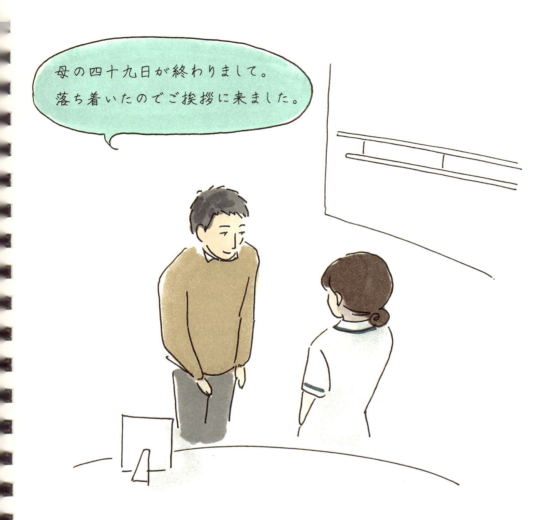

大石さんとの思い出が走馬灯のように蘇った。
もう49日も経ったのか。

ついこの間のような、
随分経ったような不思議な気持ちだった。

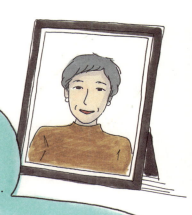

あの時は僕もだいぶ動揺して、
母が亡くなった後も
　しばらくやりきれなくて
何も手につかなかったんですが……

　ようやく仏壇の前で、
　これから頑張るよって
　手を合わせられるようになりました。

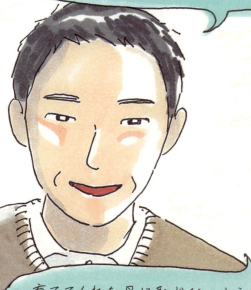

育ててくれた母に恥じないようにね、
悔いのないように生きていくと、
　　母に誓ったんです。

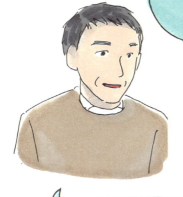
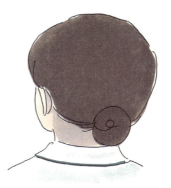

「仲本さんには、あの時たくさん話を聞いてもらっていろいろと救われました。」

「ありがとうございました。」

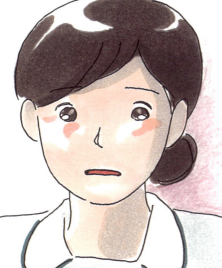

私に……救われた？

私、何もできなかったはずなのに。
何もできてないと思ってたのに。

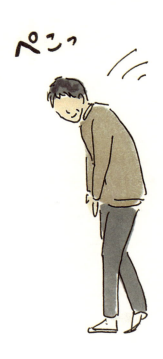

こんな私でも、
誰かを少しだけ救うことができた。

それは、無力さのかたまりだった私にとって、
小さな小さな自信になった。
背中を押されている気持ちになった。

めまぐるしい現場のなかで、
少しずつ丁寧に積み重ねた経験は
きっと、良いように自分に返ってくる。

それが、自信につながっていくんだ。

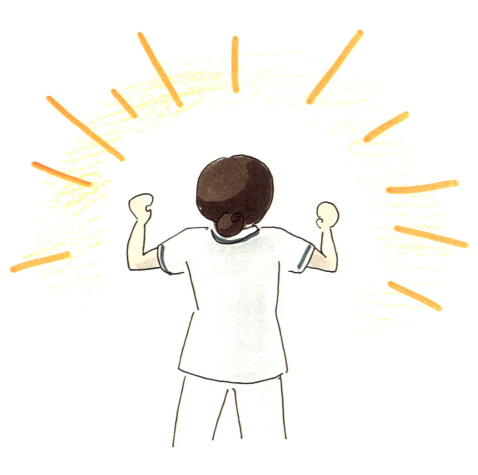

――私、まだまだ頑張れる。

「だから私も、腕を磨くしかない」

　今日もうまくいかなかった。「私が担当じゃなかったら、この患者さんの一日はもっと良かったのかもしれない」「先輩が担当していたら、もっといい人生だったのかもしれない」。看護師になりたての頃、積み重なるうまくいかなかったことにクヨクヨして、いつまでも前に進めなかった私がいました。「次こそは」なんて言っても患者さんの今日はもう戻ってこないこと、でも切り替えて仕事をしていかなくてはいけない現実との間で、自分の答えが見いだせずにいたのだと思います。

　そんな時でした。「敗戦から学ぶことはない。腕を磨くしかないよ」。この言葉を聞いて、ハッとしたのです。先生が本当はどんな意味で「敗戦」、そして「腕を磨く」と言ったのかを私はわかっていないかもしれない。だけどもし、後悔の残るような最期になってしまったことを敗戦と呼んでいるのなら、その後悔にとらわれて「たられば」を繰り返してはいけない。今、目の前の患者さんを救いなさい、ということを突きつけられたように感じました。

　「助けたいなら私が成長するしかない。助けたいなら泣いている場合じゃない。助けたいなら、自分の非力を嘆くより少しでもできることを増やさなくちゃ」と、強烈に駆り立てられた出来事でした。

追記）ただ、少し視野が広がった今は反対に「立ち止まれなくなる」ことの方が怖いことだと考えるようになりました。敗戦とは何か、医療のゴールはどこなのか、ということは常に自分に問いながら、これからもこの仕事と向き合っていきたいと思っています。

Episode 4
あかりちゃんが教えてくれたこと

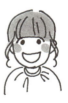

一人暮らしの帰宅は、想像以上に寂しい。

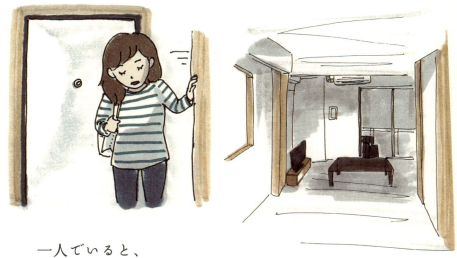

一人でいると、
減っているはずのお腹も空かなかったりする。

初めは頑張っていた自炊もだんだんやらなくなって、
家に帰ってからあったかいものを
食べることが少なくなった。

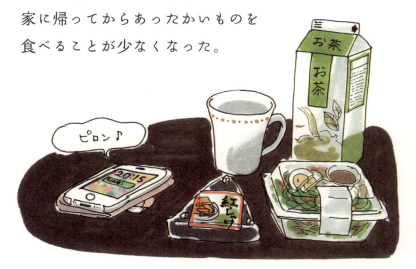

あかり
実家から栗ごはん
届いたけど食べる？

同期のあかりちゃんから連絡がきた。

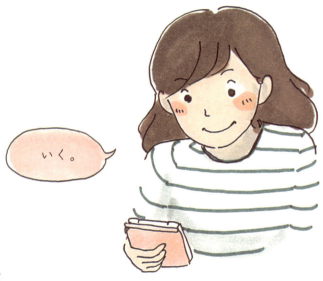

いく。

 あかり
ポン酢きれてるねん！
もってきてー！

あかりちゃんとは家が近くて、
かなりの頻度で行き来しては
ごはんを一緒に食べる
(かなりの頻度で調味料も行き来)。

あかりちゃんは、同じ病院の助産師さん。

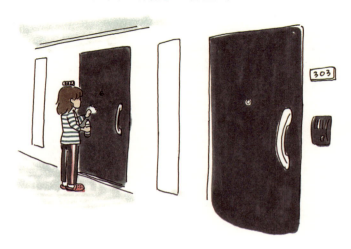

仕事の話、理不尽な先輩の話、恋愛の話……
なんでも話せる、私の良き同志だ。

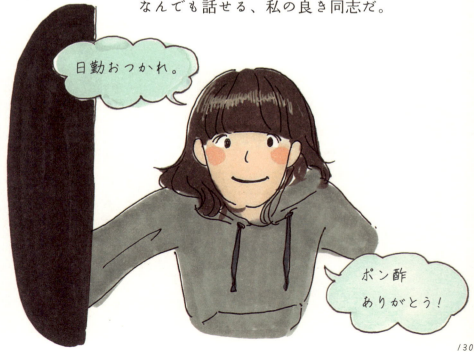

おじいさんやおばあさんなど
人生のエンドステージに関わることの多い私とは対照的に、
人生のスタートラインに立ち会う彼女の視点は
私に新しい発見を与えてくれる。
一方で真逆のように思えるけれども通じ合う部分も多く、
彼女の話には興味が尽きない。

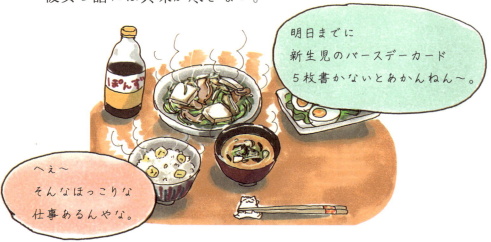

……そして、ごはんが美味しい。

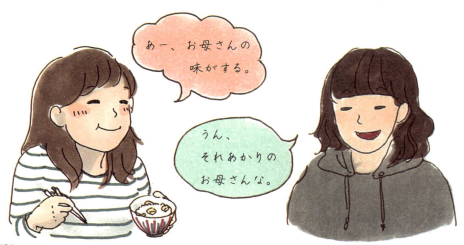

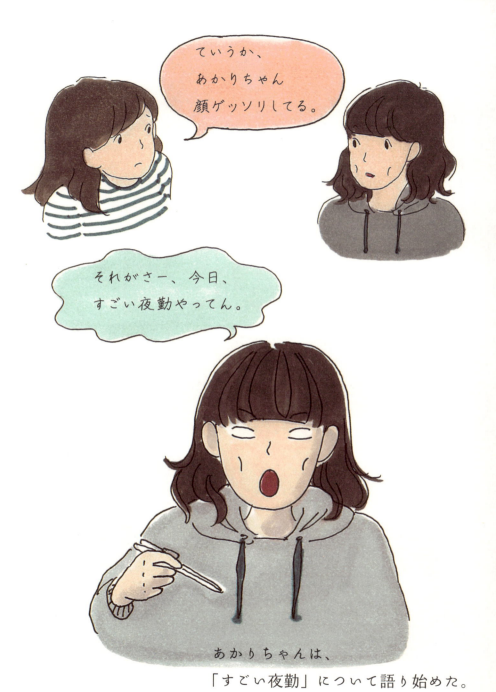

夜勤が始まった途端、すぐ一人が産まれて。
お母さんの状態も見つつ、
赤ちゃんの体重を量ったり検査をしたり。

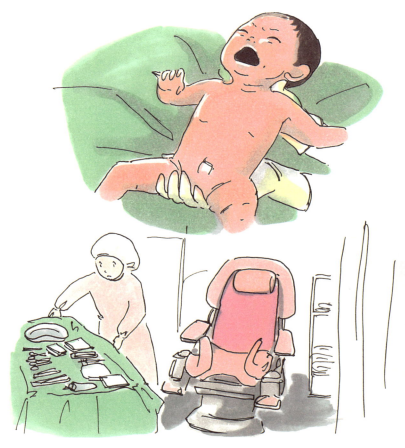

その間にもまた一人産まれそうで、
その子のための部屋の準備をしたり
物品一式準備したり。
とにかくみんな走り回ってん。

3人しかいない夜勤やのに、
そんな日に限って2人同時にお産が進むわ、
ベテランの村田さんはナースステーションの
真ん中に座って動かへんわ。

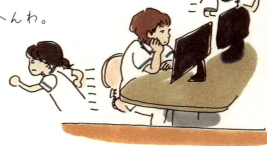

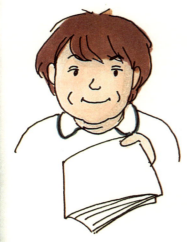

しかもこっちが
今まさに分娩台に移動という時に、
村田さんに足止めされて、
1ヶ月も先のマタニティクラス*の
資料を渡されて。

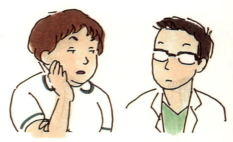

赤ちゃんが産まれた直後は、
赤ちゃんとお母さんのケアを同時にしないといけない
一番人手がほしいタイミングやのに、
村田さんはドクターと勉強会の年間計画立てていたりして、
もうてんやわんやで……。

*マタニティクラス…妊婦さんに対して生活指導や沐浴指導を行う会

そんななか、電話が鳴った。

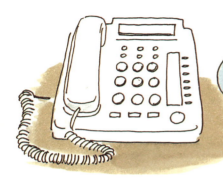

もしもし、東です。
5分間隔でお腹が痛いんです。

39週4日目、第3子。
いつ産まれてもおかしくない。
電話口で確認したら、破水はしてなかった。

準備しなくていいので、
すぐに来てください。

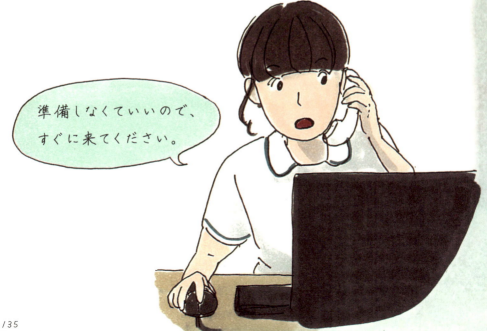

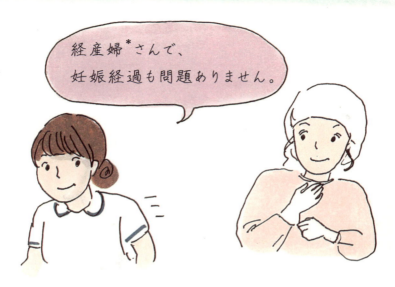

5分間隔と東さんは言っていたけれど、
2、3分で息をつまらせていたからすぐに産まれるだろうし、
入院手続きもいらないって、先輩たちと喋りながら、
東さんがここに着いた瞬間に
赤ちゃんを取り上げるぐらいのつもりで準備しててん。

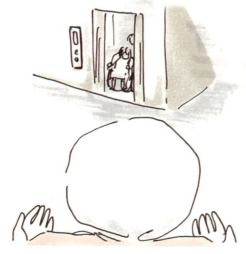

＊経産婦 … 今までに出産したことのある妊婦さんのこと

でも……

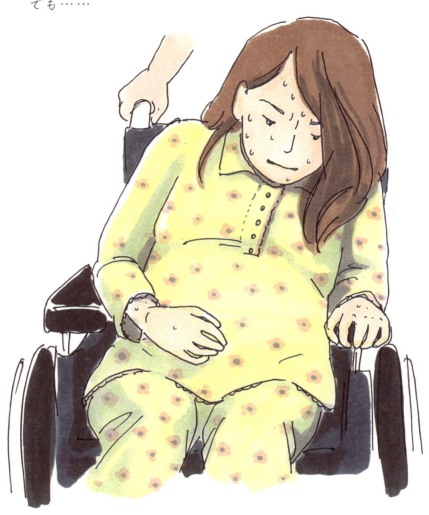

エレベーターから出てきた東さんは
脂汗とも冷や汗ともとれる
大量の汗をかきながら、車いすに乗ってた。

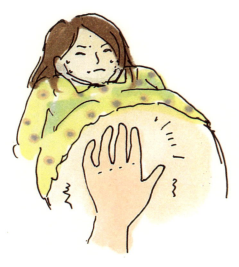

様子がおかしいなと思って
分娩台の上でお腹に触ったら、かちかちに硬くて……。
内診をすると、子宮口は全然開いてなかった。

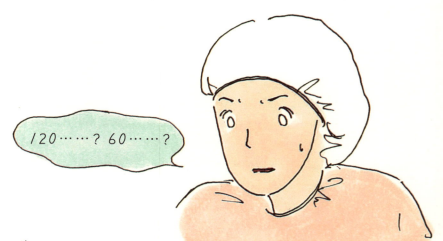

普通ならクリアに聞こえるはずの赤ちゃんの心音が、
お母さんの心音と混ざってなかなか聞こえへんかった。
嫌な予感がした。

近くにいたドクターに診察をしてもらったら
みるみる表情が変わって、嫌な予感は確信になった。

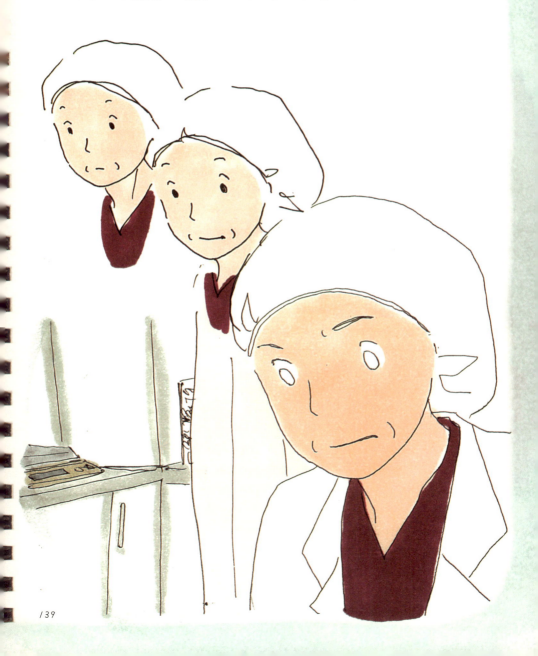

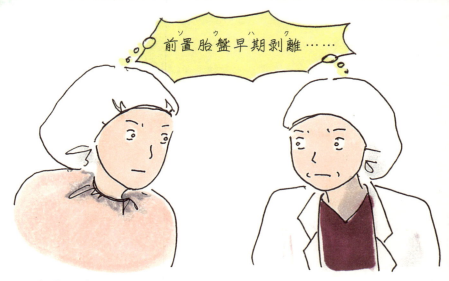

「前置胎盤早期剝離」は、
赤ちゃんが出てくる前に、お母さんのお腹の中で
胎盤が剝がれてしまうこと。
お母さんは大出血している状態で、
赤ちゃんに血液を送られへんから、母子ともに危険な病態。

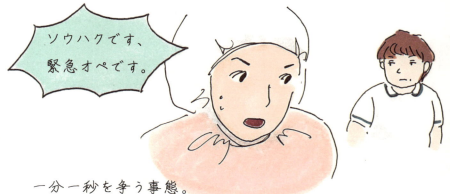

一分一秒を争う事態。
赤ちゃんを一刻も早くお腹の外に出してあげないと、
赤ちゃんもお母さんも死んでしまう。

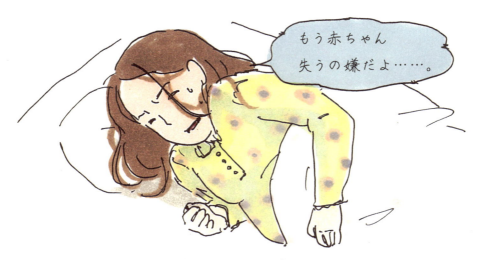

ベッドでオペ室に向かっている時の
東さんのこの言葉が、やたらと耳に残ってた。
後から聞いた話、実は流産の経験があったらしい。

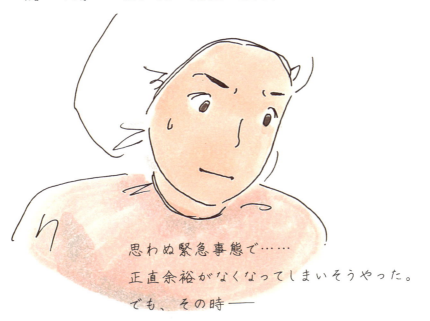

思わぬ緊急事態で……
正直余裕がなくなってしまいそうやった。
でも、その時──

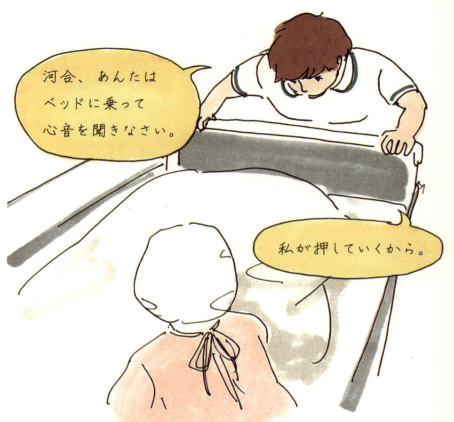

いつの間に一緒にベッドを押していた
村田さんにそう言われて、
私はすぐにベッドに乗った。

大人2人と赤ちゃん1人分の重さが乗ったベッドを
信じられないスピードと安定感で、
ズンズン押していくわけ。

ナースステーションで不動だったあの村田さんが……！

心音を聞きながらオペ室に向かう道が
果てしなく長く感じた。

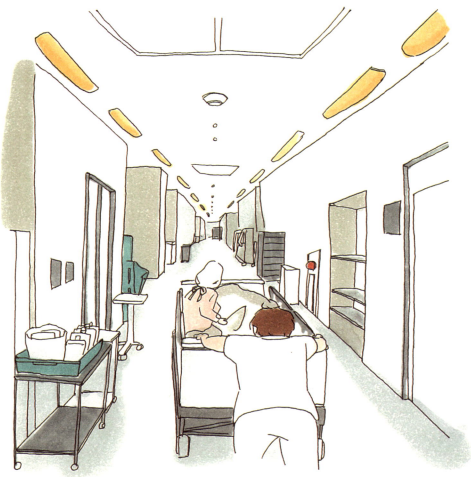

心音は少なくて、弱くて……。
「心臓動いていて。赤ちゃん死なないで」
って、何度も願った。

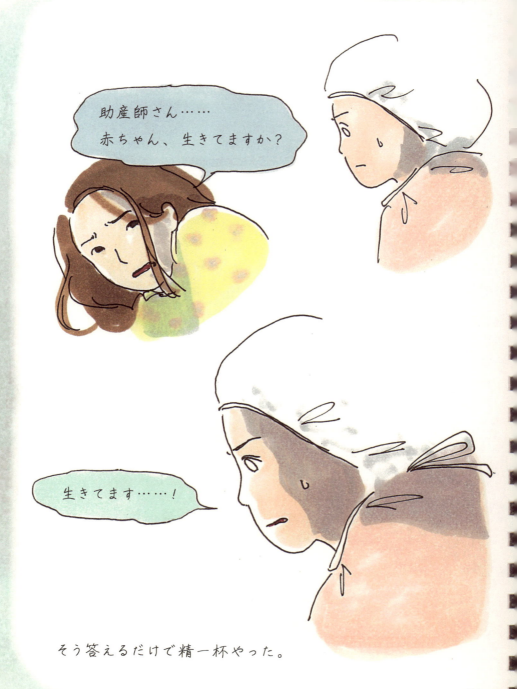

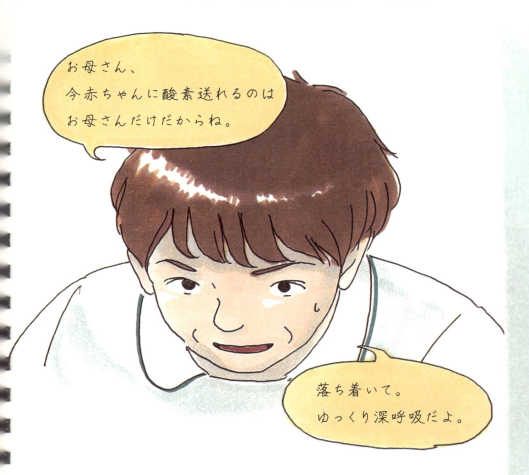

「お母さん、
今赤ちゃんに酸素送れるのは
お母さんだけだからね。」

「落ち着いて。
ゆっくり深呼吸だよ。」

村田さんの言葉で、
不思議と私の心も落ち着いた。
私も、私にできることしようって。

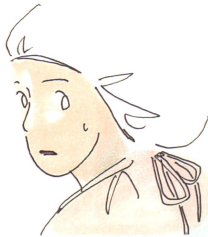

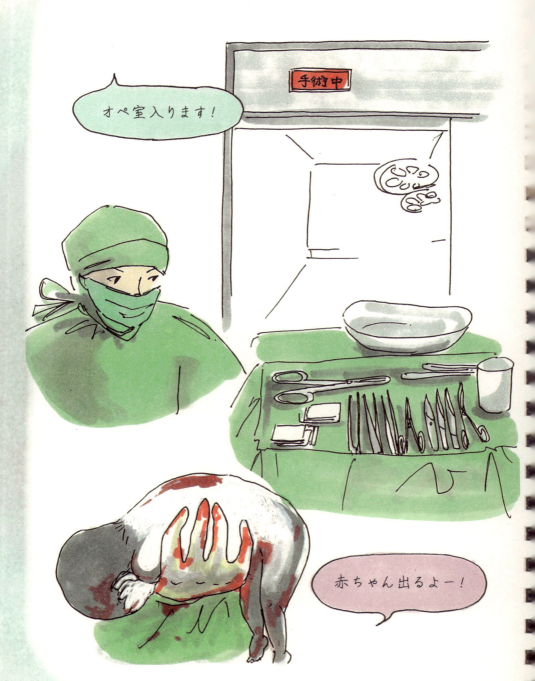

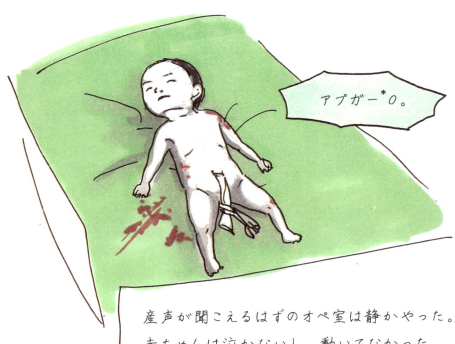

産声が聞こえるはずのオペ室は静かやった。
赤ちゃんは泣かないし、動いてなかった。
全身真っ青で、ぐったりしてた。

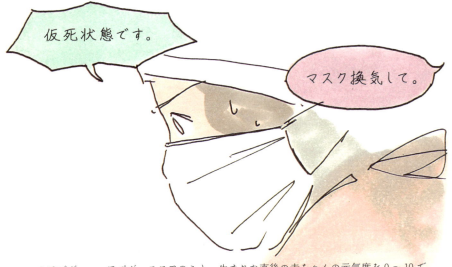

＊アプガー … アプガースコアのこと。生まれた直後の赤ちゃんの元気度を0〜10で評価し、7点以上で正常と判断される

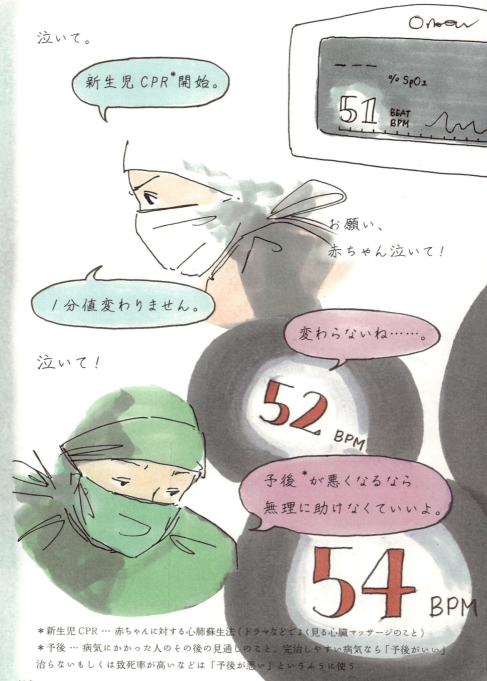

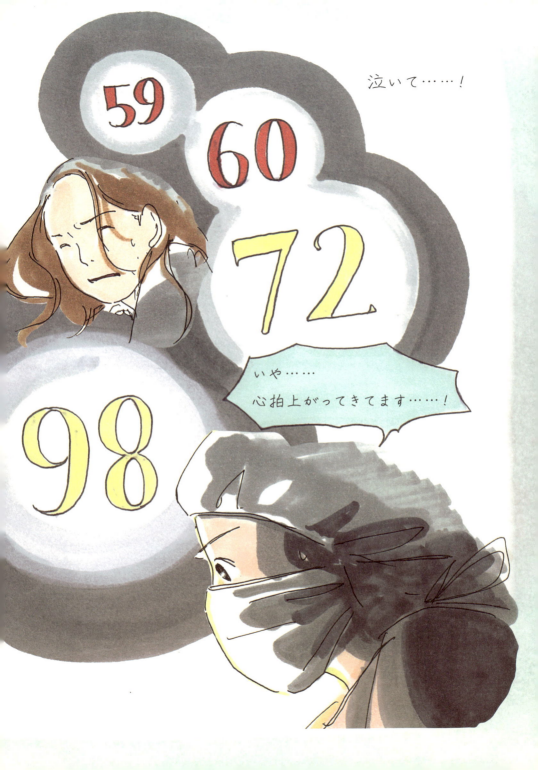

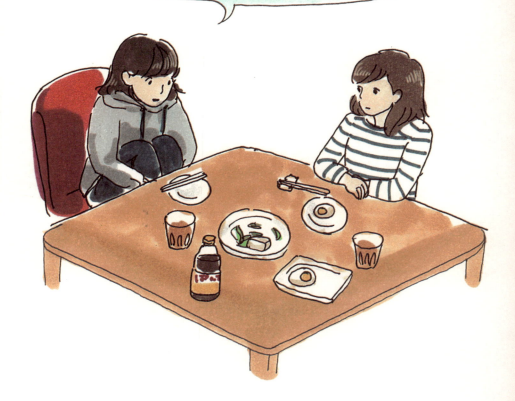

* NICU … 新生児の集中治療室

オペ室から戻ると、
村田さんがそわそわしてて、

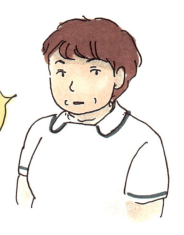

あ、河合帰ってきた！
どうだった？

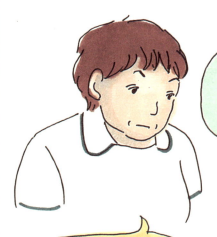

挿管して、
人工呼吸器につないで
これからNICUのある
病院に搬送になります。

そうかー、
人工呼吸器だったかー。

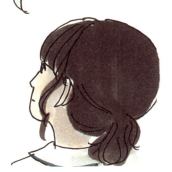

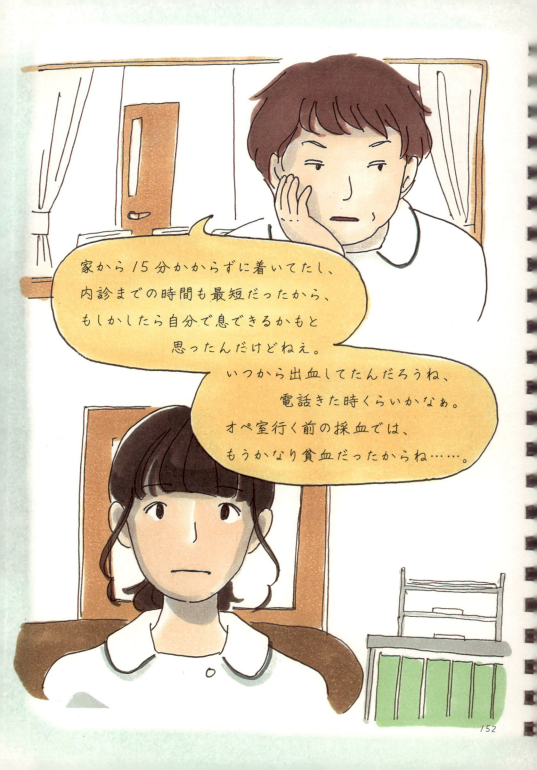

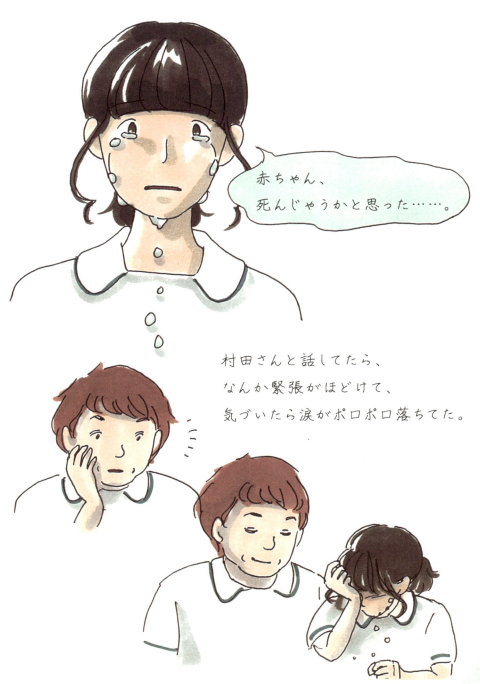

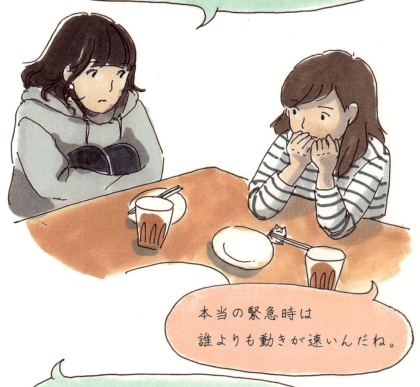

それと同時に、村田さんはあの時、
お母さんのバイタルサイン*と赤ちゃんの心音から、
分刻みで、出血量も赤ちゃんの生存可能性も
考えてたんやなって気づいてん。
私にはまだ、そこまで考えられる余裕はなかった。

本当の緊急時は
誰よりも動きが速いんだね。

そう、ソウハクってわかってから
オペ室に着くまであの早さで行けたのは
村田さんのおかげやと思う。

*バイタルサイン … 意識レベル・血圧・体温・脈拍・呼吸の5つのこと。生きているかどうかを確認する最も基本的なサイン

……赤ちゃんの心肺蘇生してた時、
先生は、蘇生続けるかどうか結構迷ってた。
たくさんの子を見てる先生が迷ってたんやから、
確かに状態は悪かったんやと思う。

それでも、『予後が悪くなるなら
無理に蘇生しなくていいよ』って
なんで言うんやろってどこかで思ってた。

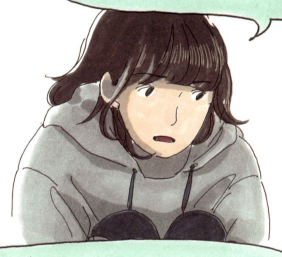

でも、後で聞くと、
先生が昔助けた子が植物状態になってしまって
家族もだんだん会いに来なくなって……
ってことがあったらしい。

あの子ももしかしたら
重い後遺症が残るかもしれへんし、
その子だけじゃなくて、家族も苦しむことが
たくさんあるかもしれへん。

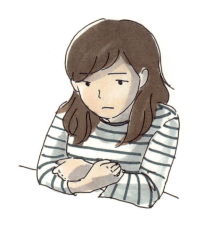

そっかぁ、予後かぁ……。

私は、苦しみながら生きる人たちを
見すぎたのかもしれない。

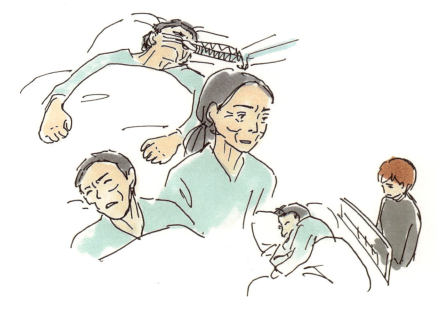

生きることが苦しい、生きるのがつらい。
そんな人を見ていると、
「いいこと」であるはずの命を助けることが、
もしかしたら「悪いこと」なのではないか
という気持ちになる時がある。

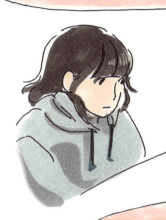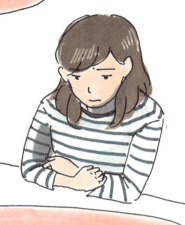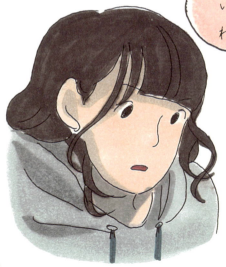

でも、お母さんな、
自分も出血してるから意識が朦朧としてるのに、
村田さんが『酸素送れるのはお母さんだけ』
って言った後、ずっと深呼吸してた。
赤ちゃんを全力で守ろうとしてた。

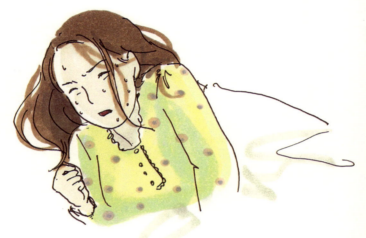

それに、『もうダメか、あきらめるか』ってなった
まさにその時、赤ちゃんの心拍数が上がってきてん。
私、あれを偶然とは思えへん。

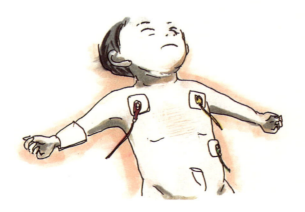

赤ちゃんってちっちゃいから、
こうやって両手で体をつつんで
心臓マッサージするねんけどさ。

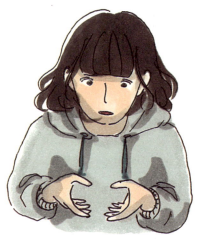

そしたら赤ちゃん、
手の中でときどき、『ヒクッ』って言うねん。

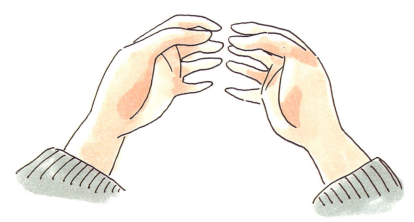

めっちゃちっちゃいから、
それが息なんかどうかもわからへん。
でも、『ヒクッ』『ヒクッ』て言うねん。
生きたいって言ってるようにしか聞こえへんかった。

そしたらもう、
助ける以外考えられへんかった。
自分に助ける術があって、
それを使わないっていう
選択肢はなかった。

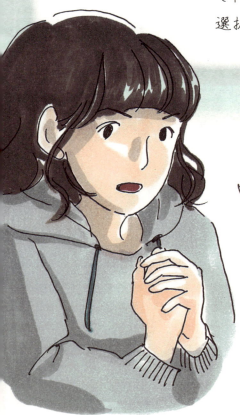

心マやめへんかったことは、
間違ってなかったと思う。

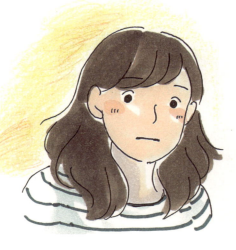

——あかりちゃんの
確信に満ちた眼差しが
かっこよかった。

ああ、あかりちゃんの手の中で
あの子の命が響いたんだ。
生きたいって声が聞こえたんだ。

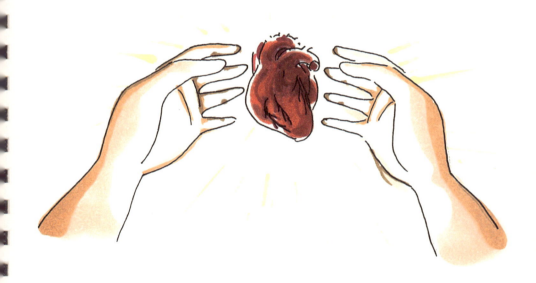

命を救えるということも、
命を救えないということも、
いつだってそれは、圧倒的な何かに
導かれているのかもしれない。

あかりちゃんも、その赤ちゃんも、そのお母さんも、
きっと圧倒的な何かに導かれたのだ。

すべての患者さんの命を生かすことが、
絶対的にいいことなのかどうか、答えを出すことは難しい。
だからこそ毎日、一人ひとりの患者さんに
精一杯向き合っていかなくちゃいけないんだ。

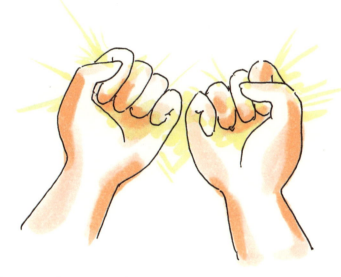

着替えを手伝って、点滴を替えて、
ごはんを配って、歯磨きを手伝って。
それだけで時間はあっという間に過ぎていくけれど、
それだけじゃただの業務で、ただの世話焼きおばさんだ。

そうじゃなくって、些細な時間のなかでも、
患者さんの人となりを知っていくことを大事にしたい。
患者さんの思い、ご家族の願いをキャッチしたい。
そこまでやらなくちゃ、きっと看護師がいる意味はない。

それが積み重なっていけばいくほど、
きっといざという時、あかりちゃんが経験したような
確信をつかむ瞬間が降ってくる。
いつか、私にも——。

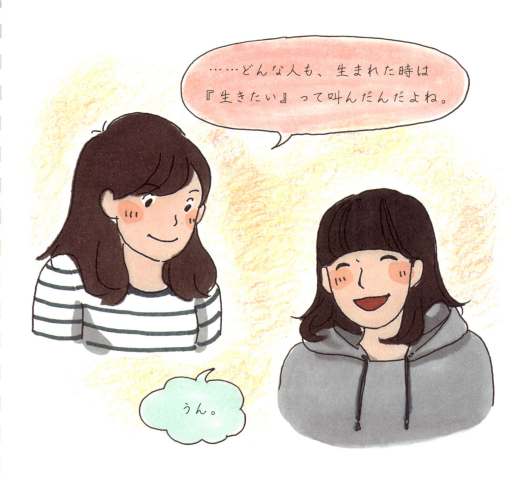

同期と過ごす日常

　このお話に出てくるあかりちゃんは、私にとっての同志。入職後の研修で同じグループだったことで仲良くなって、偶然にも家が同じマンションの2部屋となり。お互い初めての一人暮らしで、仕事の話も生活の話もわかり合える良き同期であり、友達であり、家族のような存在でした。

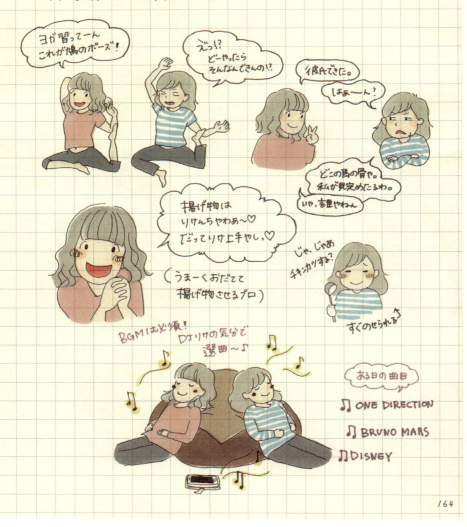

Episode 5

きよさんが教えてくれたこと 前編

きよさん、63歳。

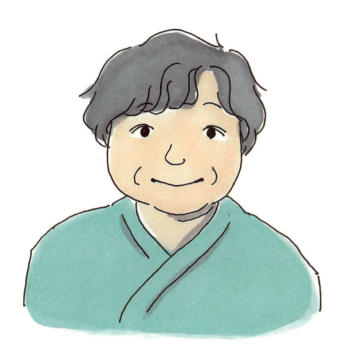

いつも仲のいい旦那さんと
2人の綺麗な娘さん、
それからお孫さんにも恵まれた
笑顔がかわいいおばあちゃんだ。

最近、時々胸が痛くなったり
息苦しくなったりするというので、
近所の病院を受診。
「狭心症*」と診断された。

カテーテルの治療*で狭心症は治ったものの、
その時に撮ったレントゲンで
胃に影が見つかった。

悪性腫瘍の可能性も
あるかもしれないということで、
もう少し大きなうちの病院で
検査を受けることに。

*狭心症 … 心臓の血管が、血液中のコレステロールがへばりついて細くなっている状態。完全に詰まってしまうと心臓に血液が送れずいわゆる心臓発作を起こす
*カテーテル治療 … 手首や肘、足の付け根の血管に針を刺してそこから心臓の細くなっている血管まで管を入れて、細くなっているところをふくらませて太くし、また血液が流れるようにする治療

結果は、悪性。ステージはⅣ*。
すでに他の臓器にも転移していたため
手術はできず、抗ガン剤の治療が始まった。

それから2ヶ月、
きよさんは抗ガン剤の内服を頑張っていたが、
ガンの進行には抗えず、
食事が喉を通らず水を飲むのも難しく、
今日入院が決まった。

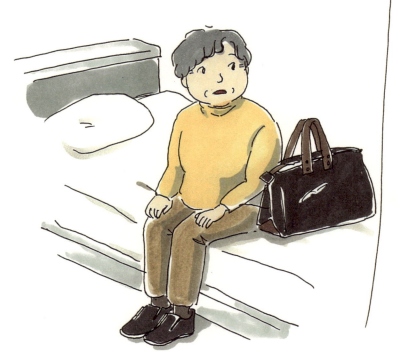

*ステージⅣ … ガンの悪性度はステージⅠ〜Ⅳで表現される。ステージⅣは一番悪い状態で、他の臓器に転移している状態。治療ができない場合と、抗ガン剤でガンを小さくしてから手術ができる場合とがある

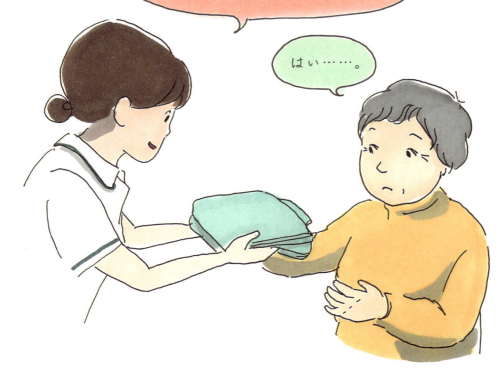

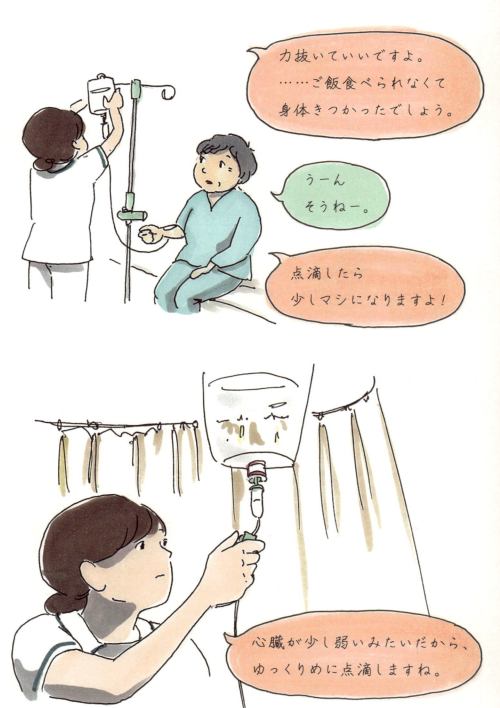

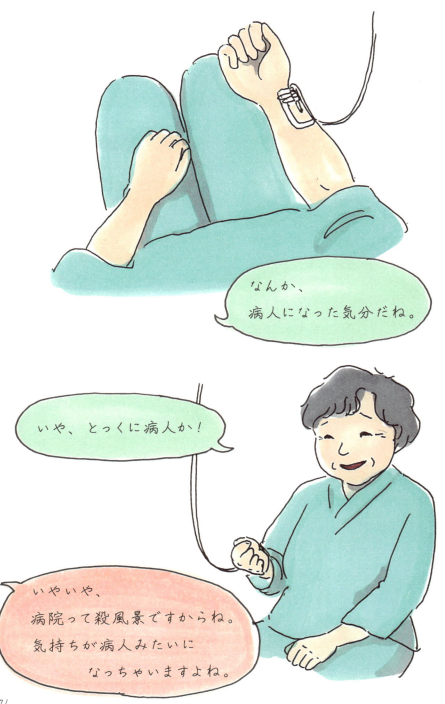

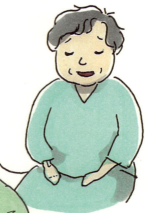

あ、パジャマとか持ってきていただけたら自分の着ていいですよ。

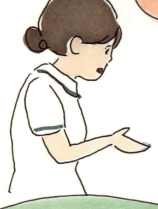

いや、いいわ。普段から着るものにこだわりなんてちっともないもの！

あと、お薬お預かりしますね。何日くらい飲めませんでした？

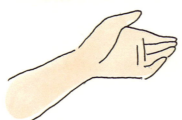
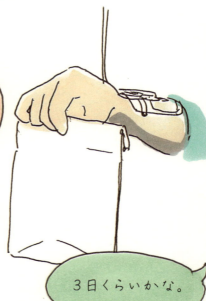

3日くらいかな。

抗ガン剤、3日も飲めなかったんだ……。

担当の城ノ内先生に報告すると、
いったん薬は中止することになった。

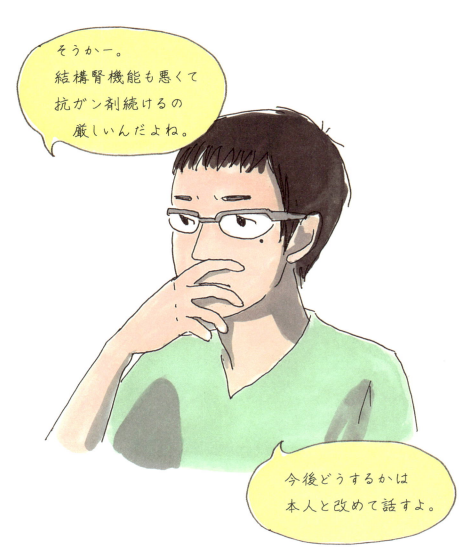

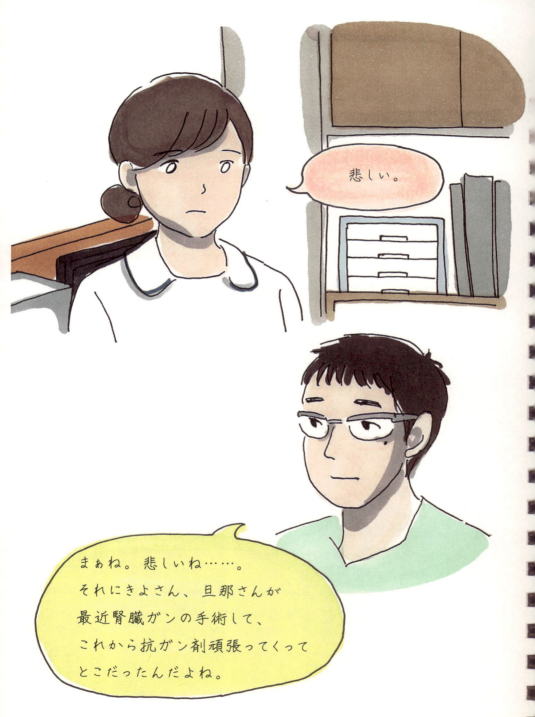

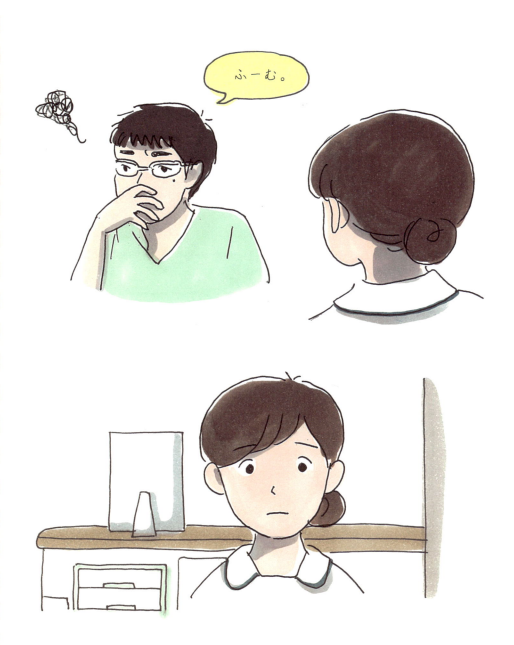

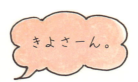
きよさーん。

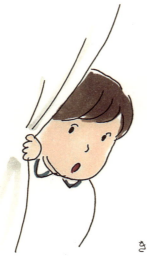

きよさんの娘さんとお孫さんが、
お見舞いに来ていた。

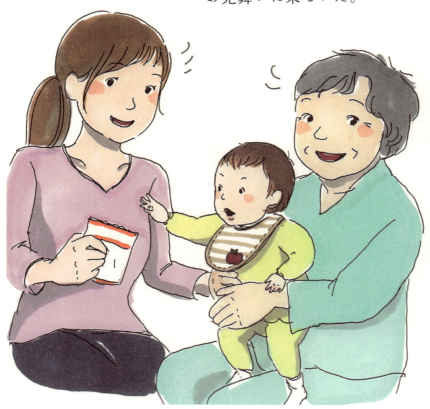

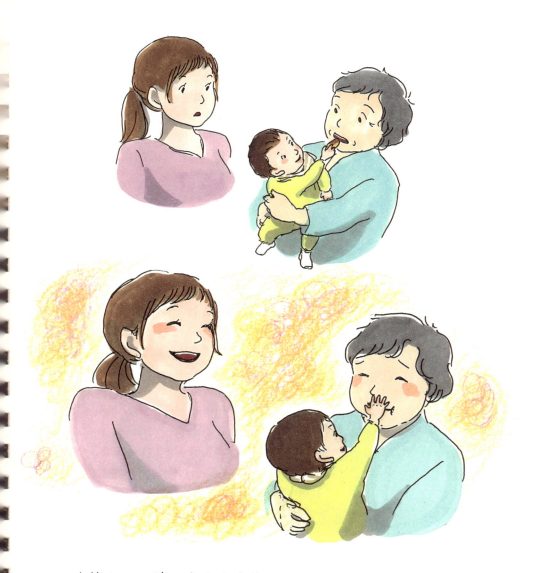

家族といる時のきよさんは
本当に楽しそうで

少しでも長く、きよさんの幸せな時間を
つくれたらいいなと思った。

きよさんの容態は、
点滴で少し調子が良くなったものの、
食事量は増えることはなかった。

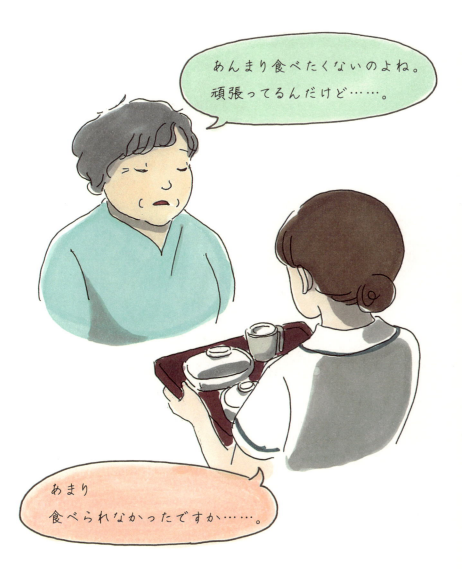

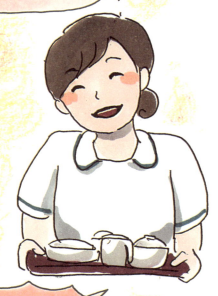

好きな食べものは!?

うーん、お寿司だね♡

ほら、生まれが金沢だから魚が美味しかったのよ。

へぇー! ネタは何が好きなんですか?

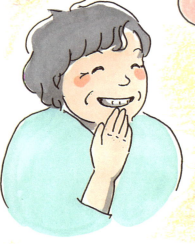

……卵。

え、卵って!!!

魚じゃないやん!

お父さんが卵好きで
それ以来2人して
卵にハマっちゃってね。

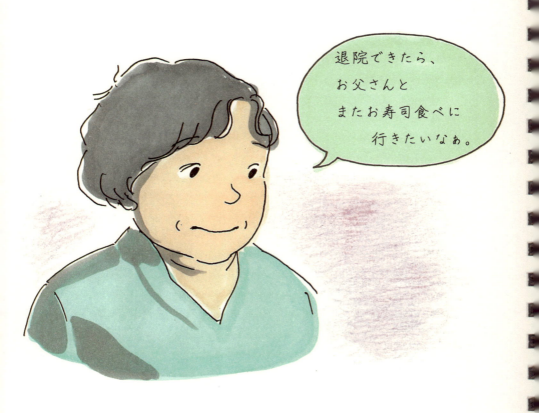

きよさん自身も、
自分の調子の悪さを日々感じている。

そして、否が応にも、
向き合わなければならない現実。
それは、きよさんだけでなく私も同じだった。

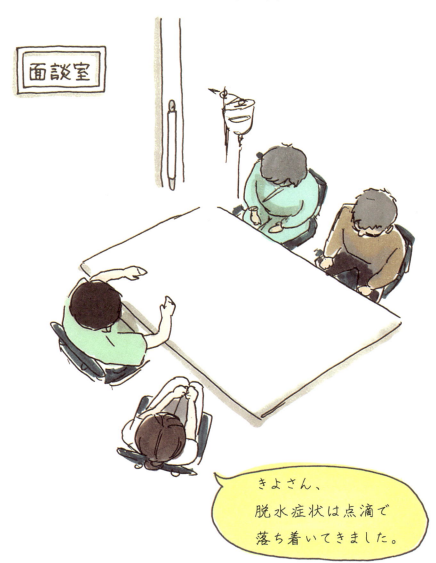

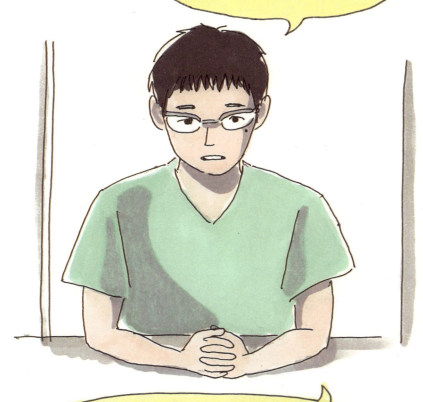

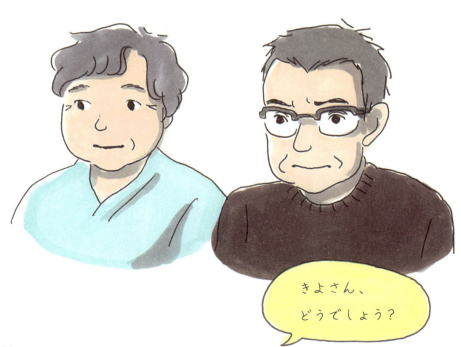

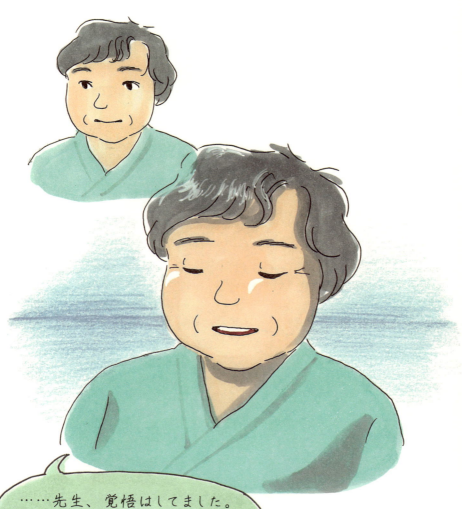

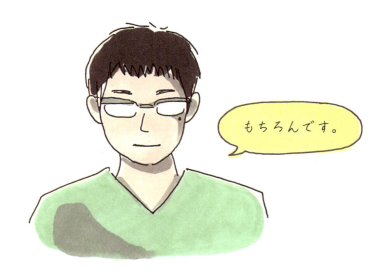

——先生はこれから自分が何をすべきか、
見えているのだろう。

私はというと、面談の間ずっと
きよさんの「残された時間」で
自分ができることを模索していた。

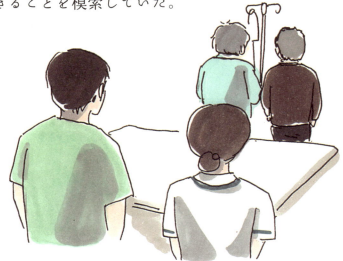

翌日も、その翌日も

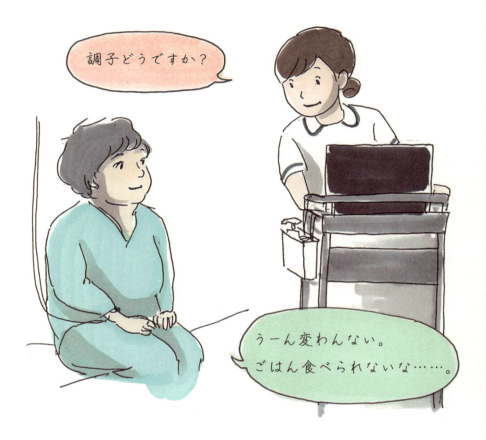

痛みがないか、吐き気がないか、
むくみがつらくないか。
きよさんに体の調子を聞いて、
少しでも穏やかに、楽に過ごせるようにと看護をする。

でも、それだけじゃなくて。
きよさんの思っていることや願い。
そこにどうやったら辿り着けるのかを考えていた。

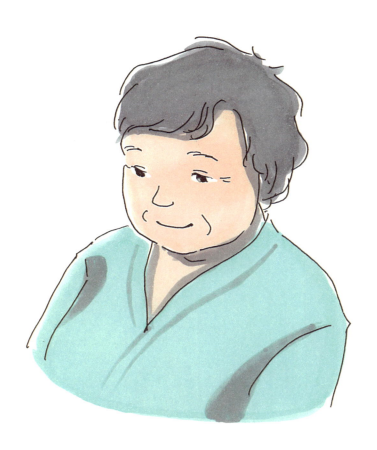

どんなに忙しくたって、
限られた時間のなかで
できることはあるはずだから。

城ノ内先生は、

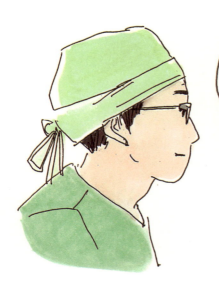

治療をやめるって決めた患者さんに僕ができることなんて、顔見るくらいしかないから。

と言って、部屋の前を通ったら、
忙しくてもオペ前でも、
必ずきよさんを見に行っていた。

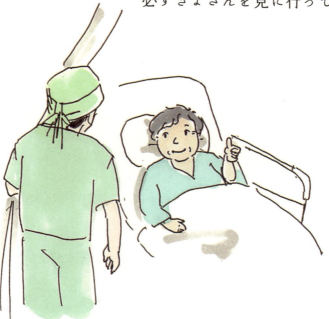

私もそれに習い、できるだけ時間を見つけては
きよさんに声をかけるようにしていた。

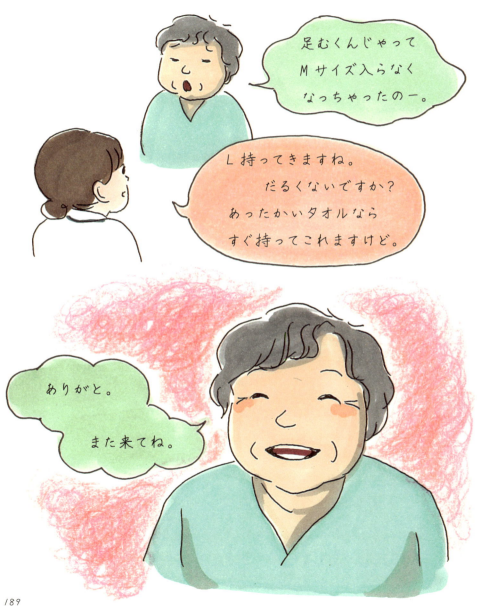

きよさんは、だんだんと
横になってる時間が長くなってきて、
歩く時もふらつきが強くなってきた。

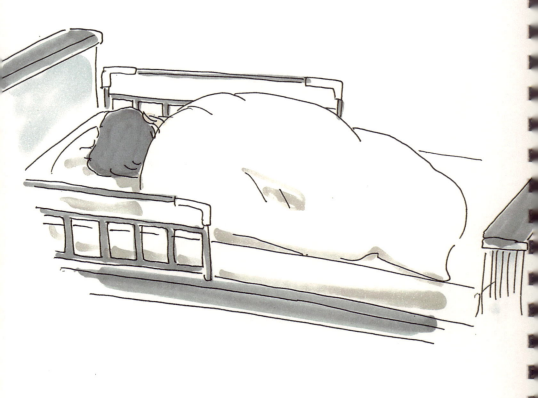

ここから先は、
なんとか退院して住み慣れた家で過せるようにと、
一泊二日で家に帰ってみることになった。

家には、
モニターのアラーム音じゃなくて、
生活音がある。

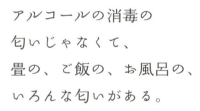

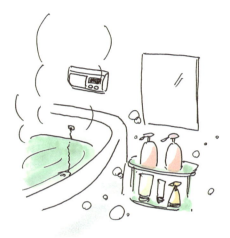

アルコールの消毒の
匂いじゃなくて、
畳の、ご飯の、お風呂の、
いろんな匂いがある。

エアコンで管理された
25度じゃなくて、
季節の温度がある。

いろんな色に、
いろんな思い出がある。

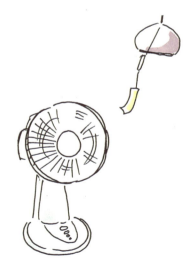

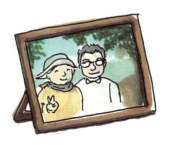

楽しんできてくれたらいいなと、
私は願った。

翌日の夕方、
病院に戻ってきたきよさんは、
少ししんどそうだった。

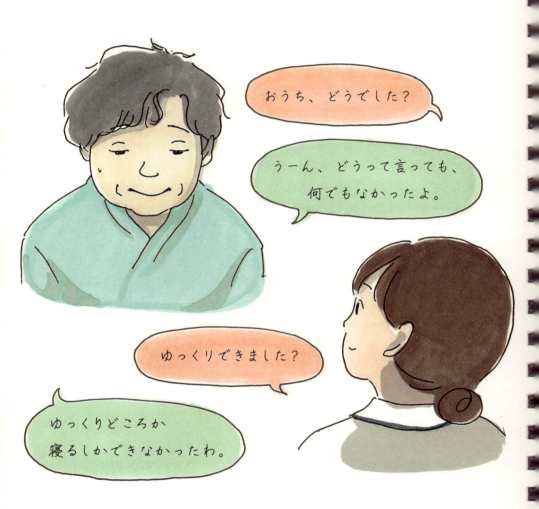

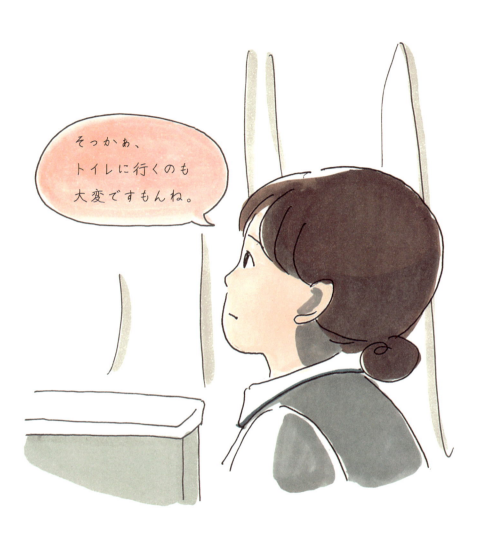

楽しめることを期待していたけれど、
家というのは、
必ずしも快適ではないようだ。

それから、少しずつ
きよさんの状態は悪化していった。
酸素チューブが離せなくなり、
車いすでないと移動ができなくなった。

私はときどき車いすを押して
きよさんと一緒に散歩を楽しむようになった。

……と言っても病棟を一周するだけなので、
景色はさほど変わらないのだけれど。

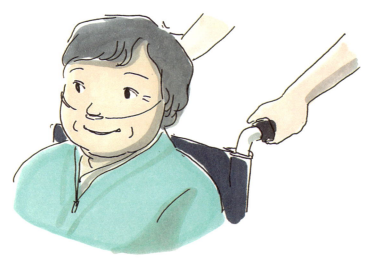

それでもきよさんは、
病室の天井と違う景色が見られて嬉しいと
ニコニコしてくれていた。

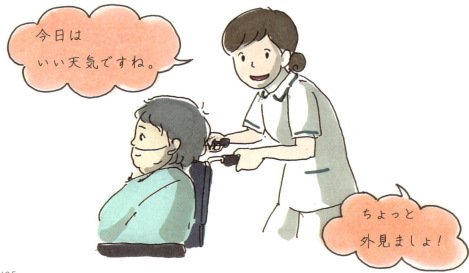

今日は
いい天気ですね。

ちょっと
外見ましょ！

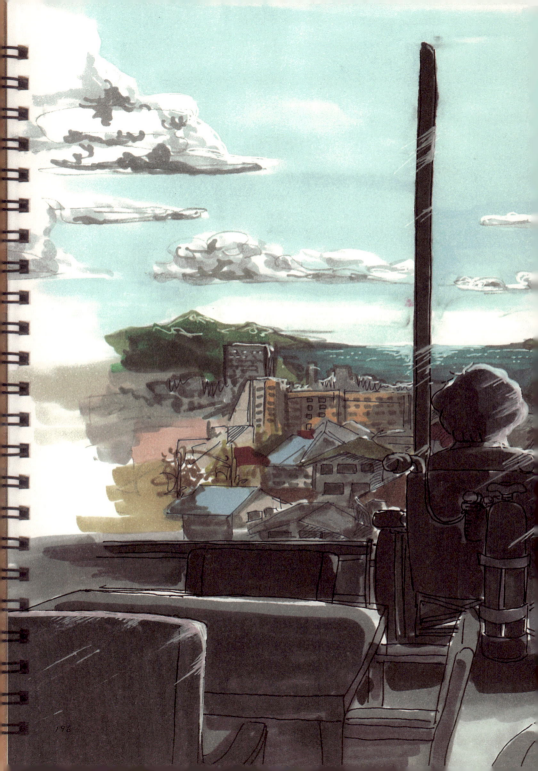

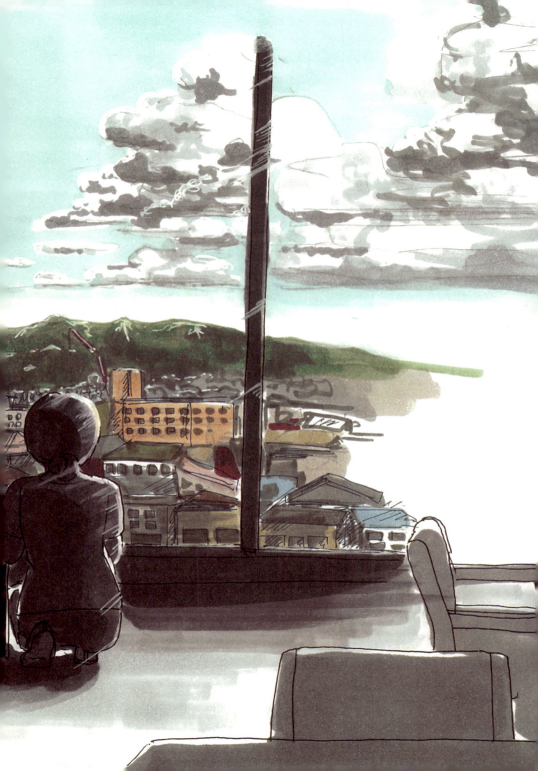

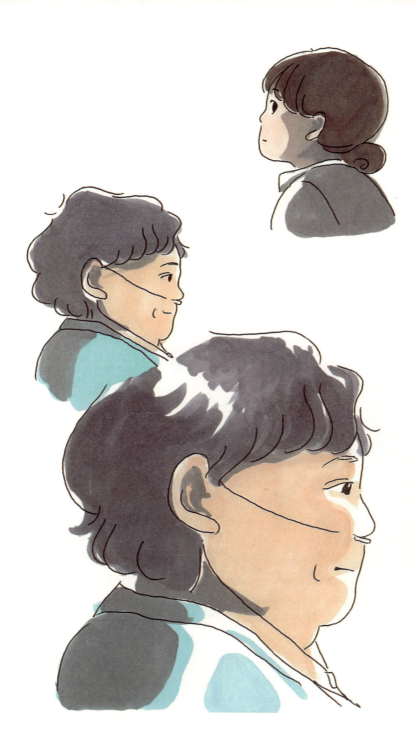

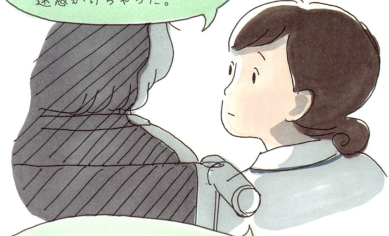

この前家に帰った時ね、ごはんもトイレも大変で、迷惑かけちゃった。

娘は子どもがいて大変なのに、ごはんのこととか体調のこと、何から何まで気を使わせちゃった。

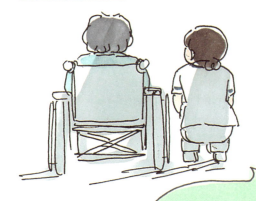

でもやっぱり動けないから寝るしかできないでしょう。

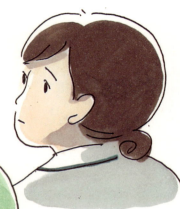

住み慣れたところも、良いばっかりじゃなかったんですね。

ううん、楽しかったわよ！孫がずっといたし。ただほら、やっぱり元気な時との違いにみんなの方が戸惑っちゃって。

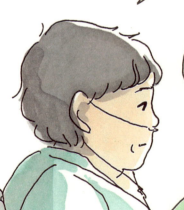

3ヶ月前に心臓の方で病院に行ったらその時にガンがわかって。

手術できないから抗ガン剤だって言われて。それも2ヶ月くらいで飲めなくなっちゃって。

それまではなんともなかったのよ。
孫の1歳の誕生日の時も
みんなで集まってたし、

お父さんも腎臓の手術して
これから抗ガン剤
頑張ろうって時だったし、
まさか私がってねぇ。

きよさんの口からポロポロと、
言葉がこぼれて……

それで入院になっちゃって

城ノ内先生からは、
何でも好きなことをしてください
って言われたけど、

好きなことって
言われてもね……。

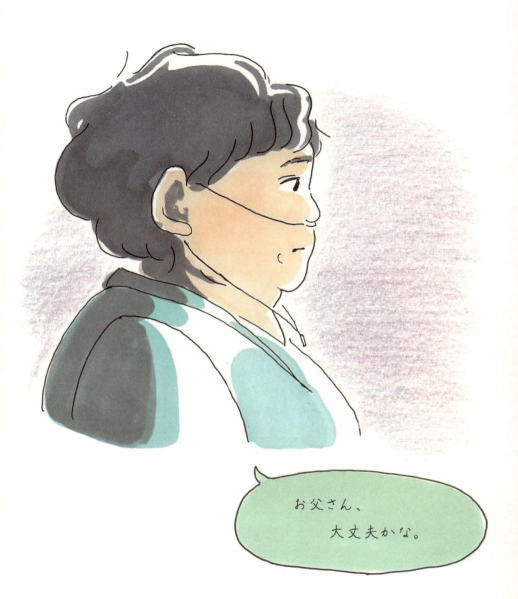

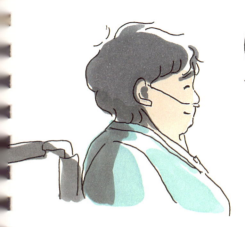

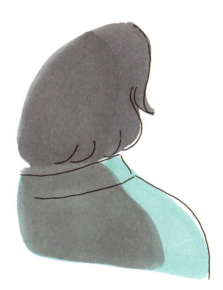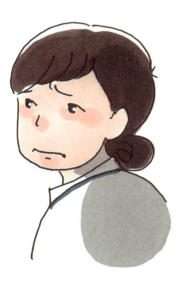

初めて聞いた
きよさんの本音に、
涙が出そうになった。

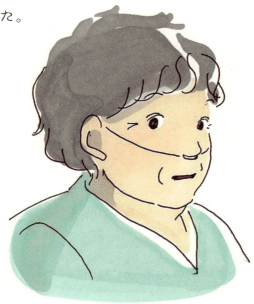

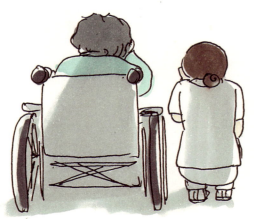

そんな私を見て、
きよさんは少し泣いた。

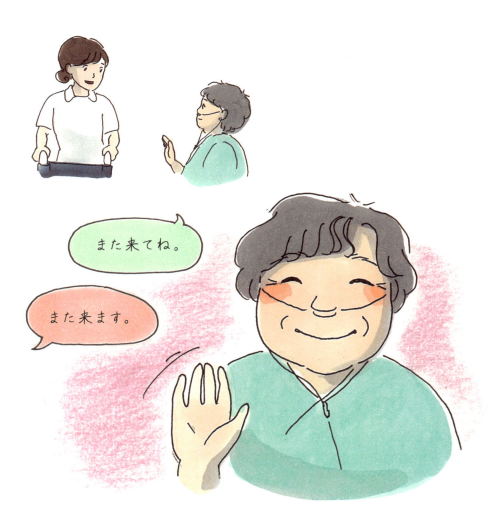

私は何一ついいことは言えないままだったけれど、
きよさんがやわらかく笑った。

今日、散歩ができてよかった、
今日が晴れていてよかった、と思った。

きよさんってこんな人

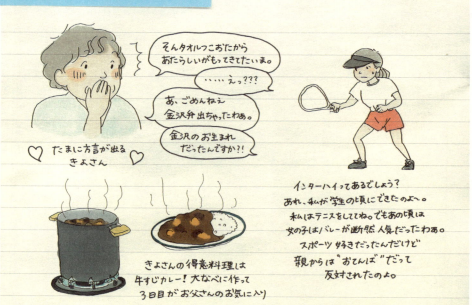

　患者さんのことを知ろうとすると、私たち医療者の場合は、名前はもちろん、年齢、病名、検査結果、これまでにかかった病気、どのくらい自分で日常生活を送れるのか、どんな治療をするかといった知識や情報が大半を占めます。それらの状況によって生活や治療の援助をするので、実は患者さんの人となりに触れるチャンスってすごく少ないのです。

　だからこそ私は意識的におしゃべりをして、病気とは関係なく患者さんが今までどんなふうに生きてきたのかを知りたいと思っています。それは患者さんのためというだけでなく、私たちが「病気」ではなく「人」と関わっていることを忘れないようにするため。患者さんのことを知れば、病名やどのくらい動けるか？ ということばかりを見ていた人が、いきなりイキイキと人格を持った一人の人として見えてくるのです。

Episode 6

きよさんが教えてくれたこと 後編

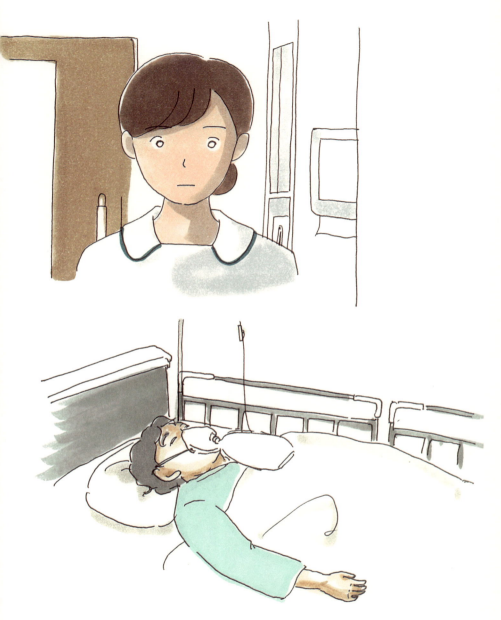

そうか、
その日が来たんだ。

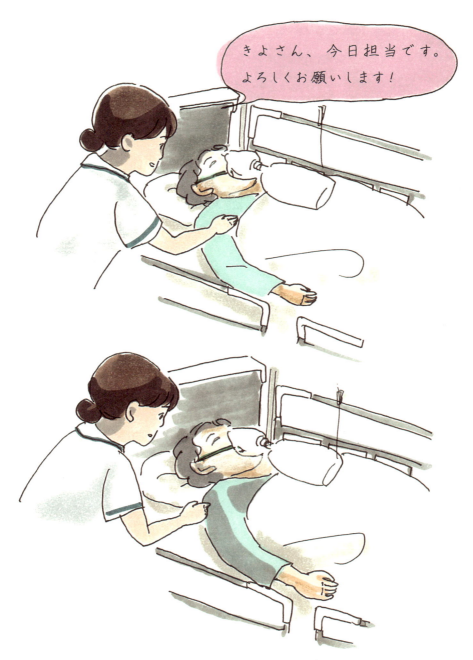

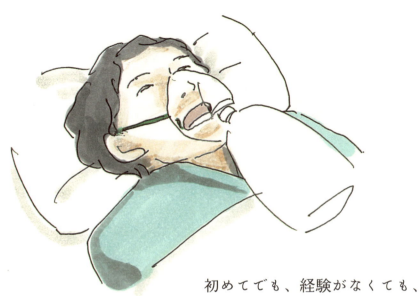

初めてでも、経験がなくても、
今日がその日なんだってわかった。

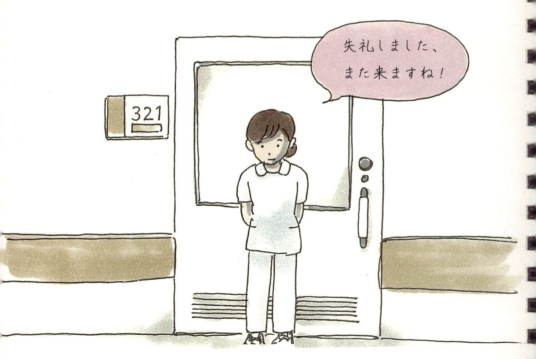

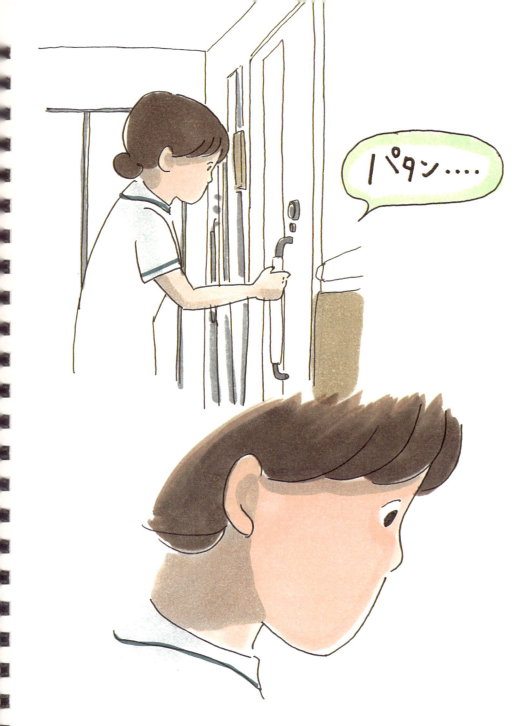

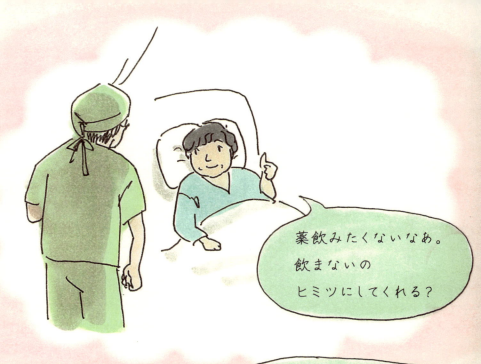
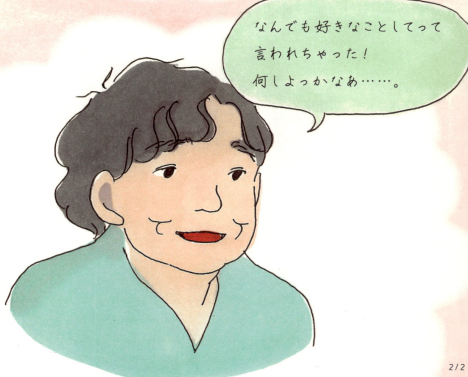

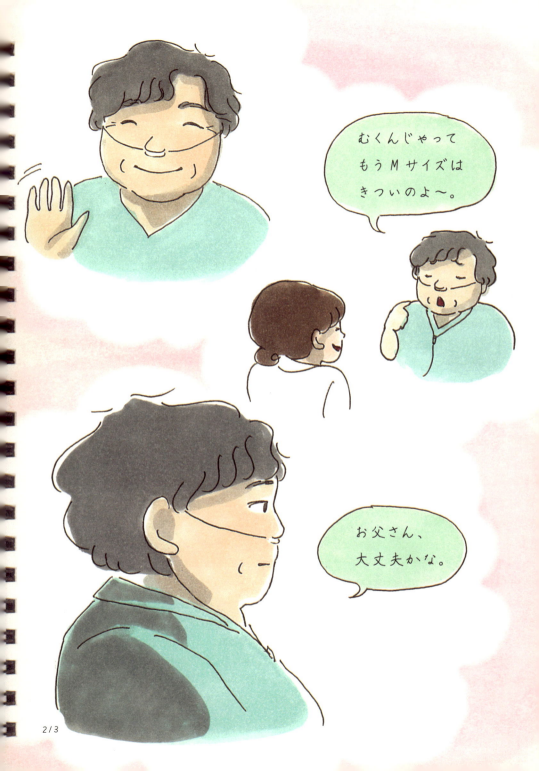

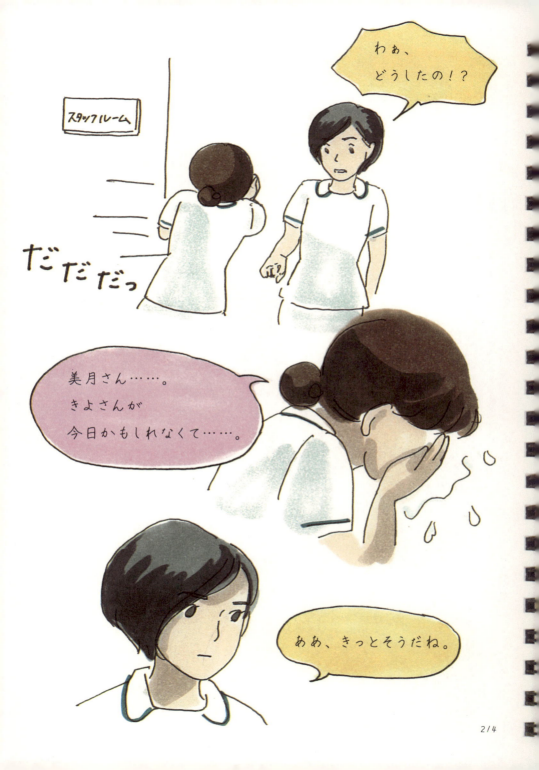

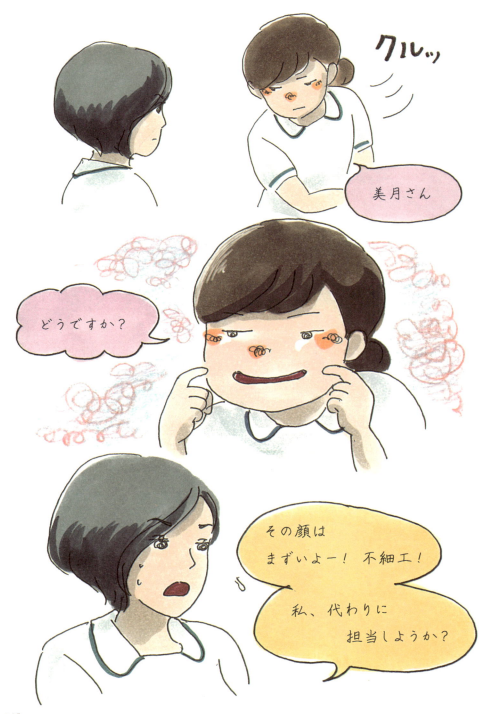

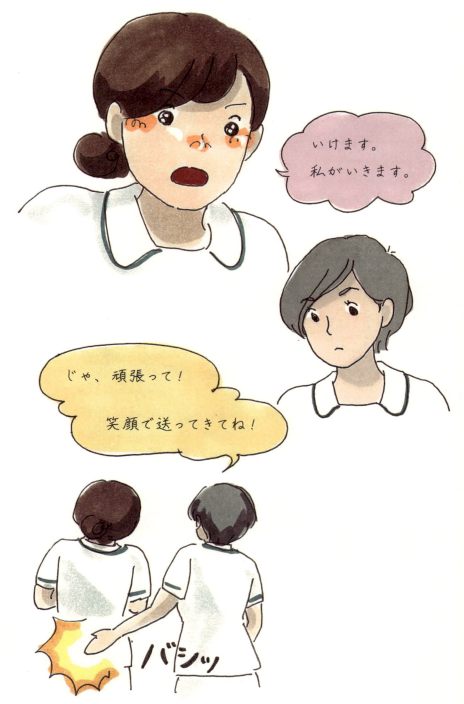

「患者さんが亡くなるの、怖い?」
先輩の言葉が浮かんだ。

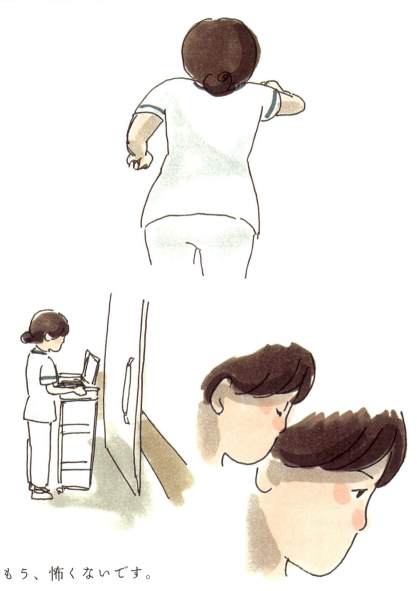

もう、怖くないです。

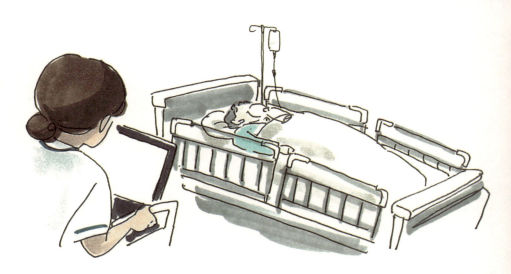

最後の最後まで、できることをやろう。
きよさんにとって、
少しでも良い時間をつくれるように。

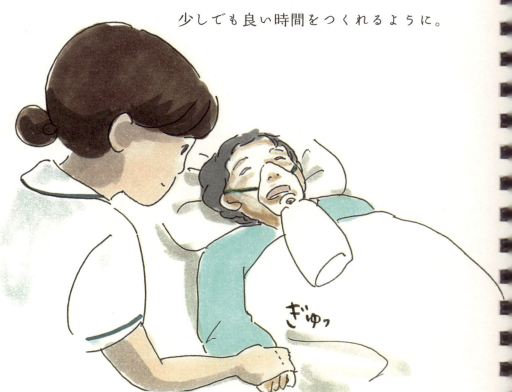

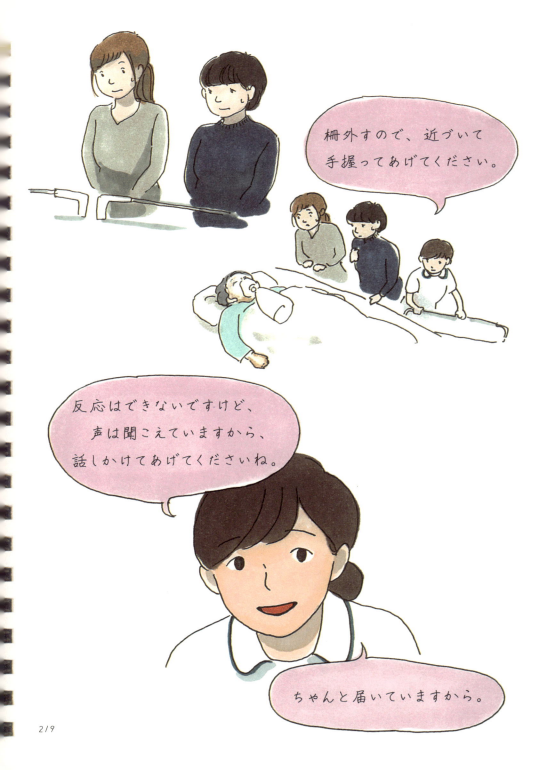

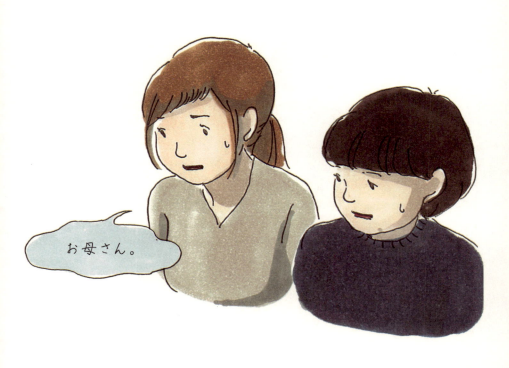
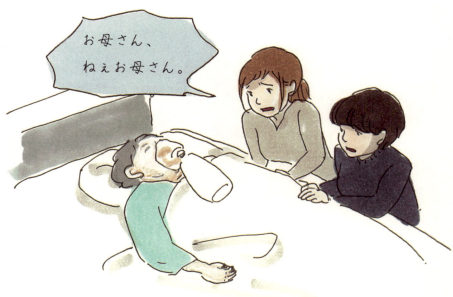

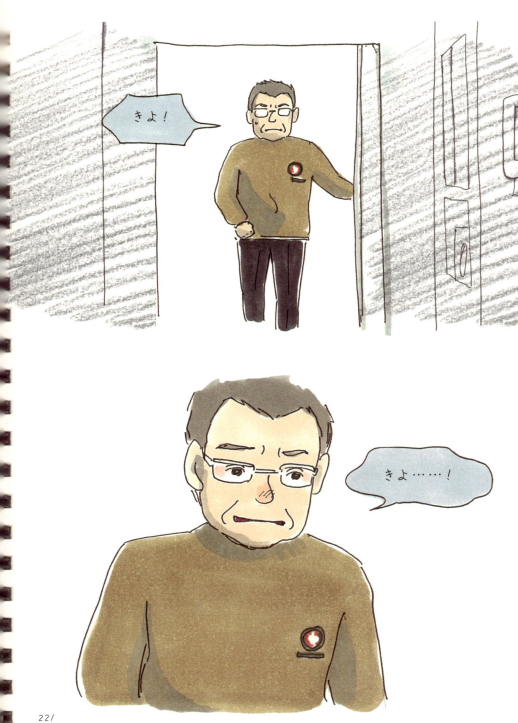

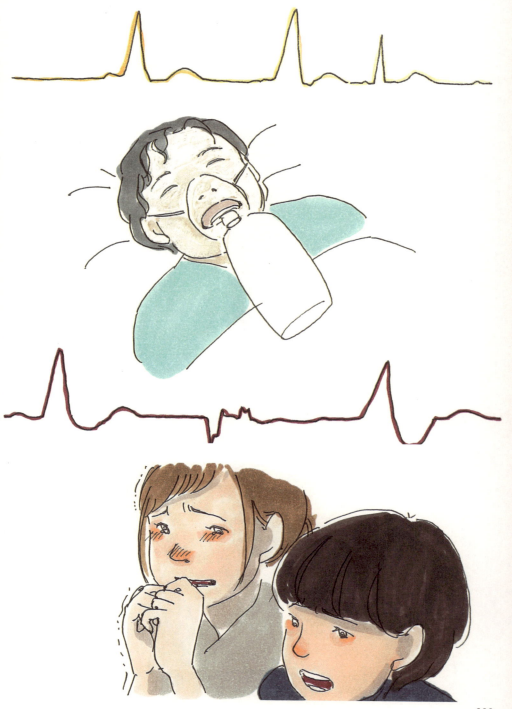

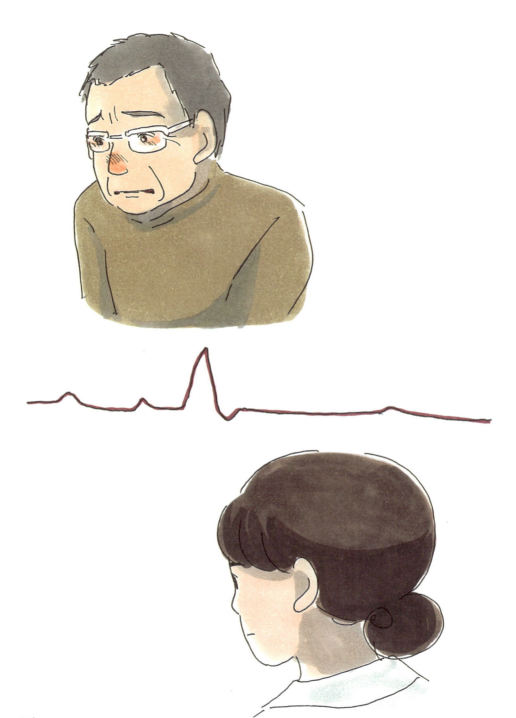

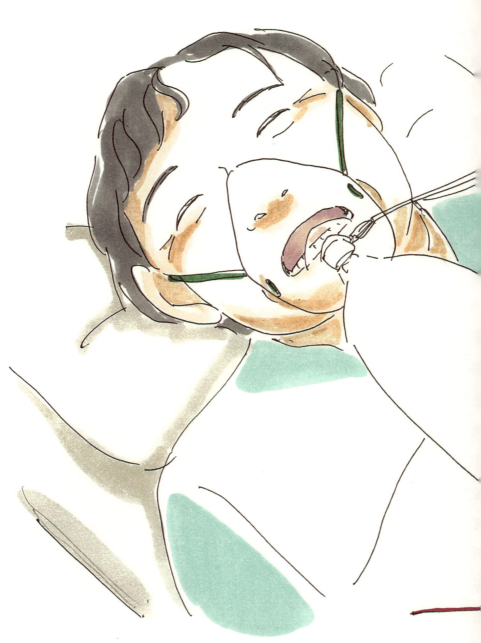

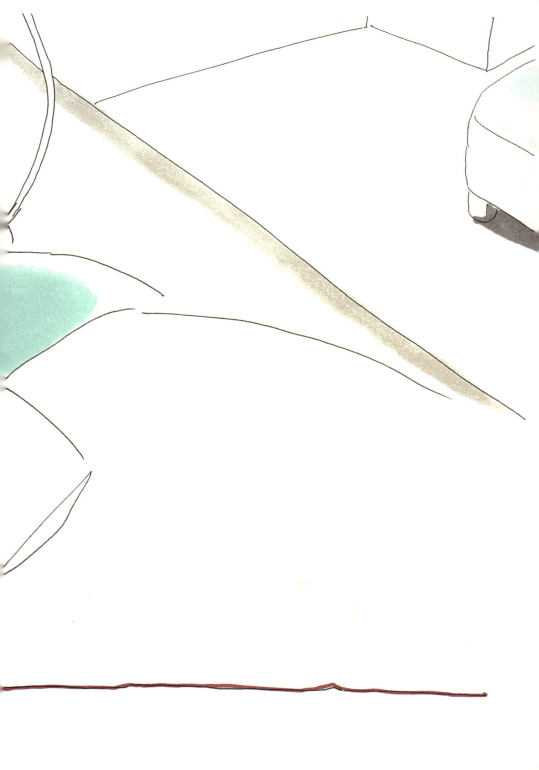

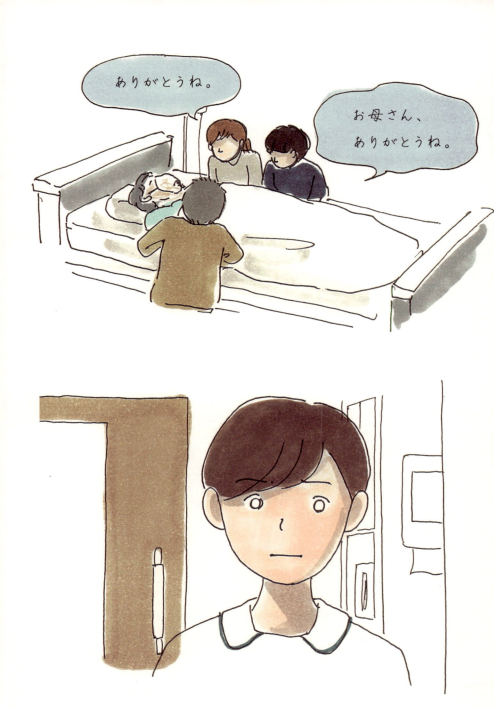

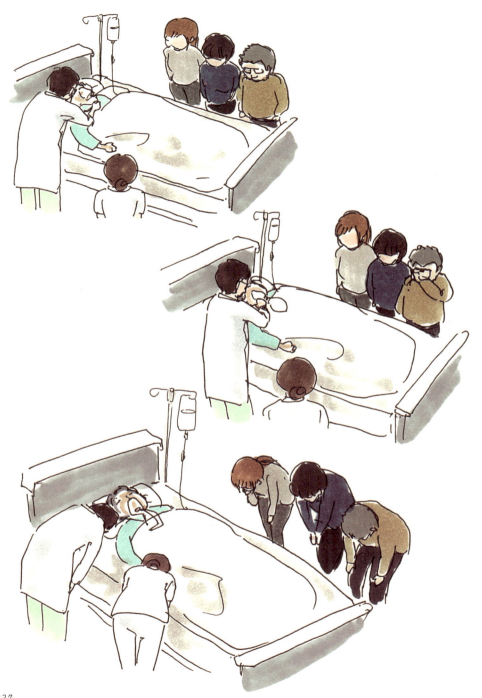

きよさんは、
ご家族からたくさんの
「ありがとう」を浴びながら、
その人生を静かに終えた。

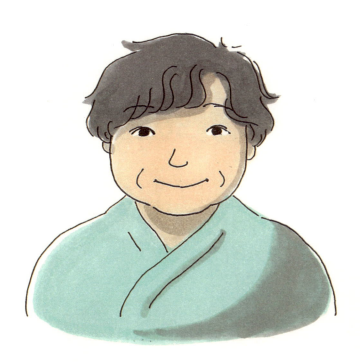

少し痩せたけれど、
きよさんはいつもと変わらない
穏やかな顔をしていた。

みんなからの想い、
きよさんに伝わったかな。

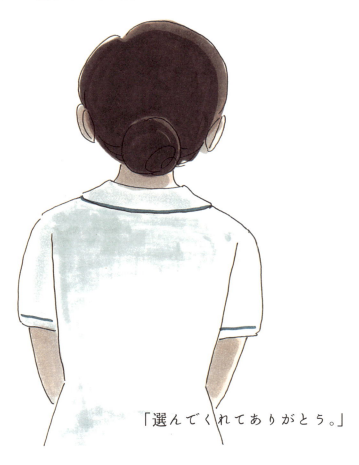

「選んでくれてありがとう。」

私の気持ちも、
伝わっただろうか……。

仲本さん。

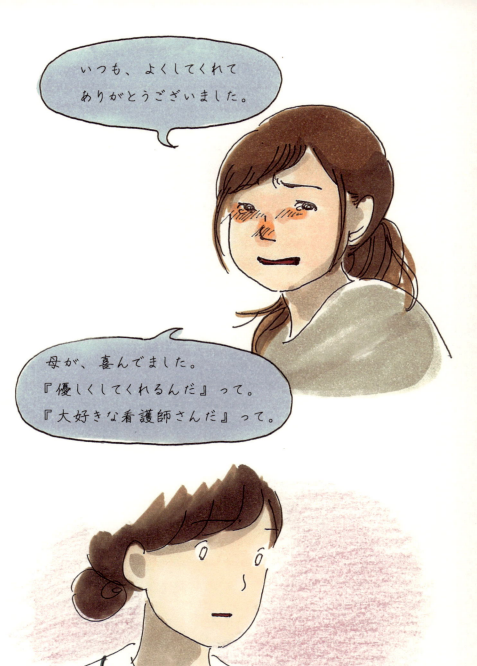

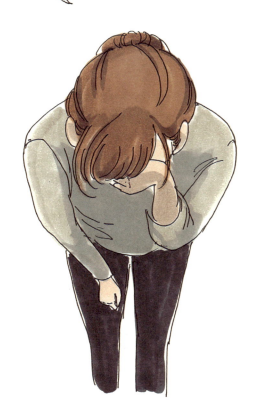

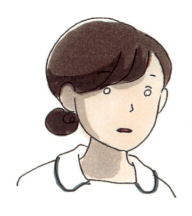

今日、担当してもらえて
よかったです。

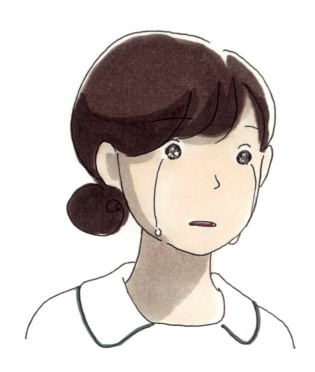

——こんなに嬉しい「ありがとう」を
もらったのは、初めてだ。

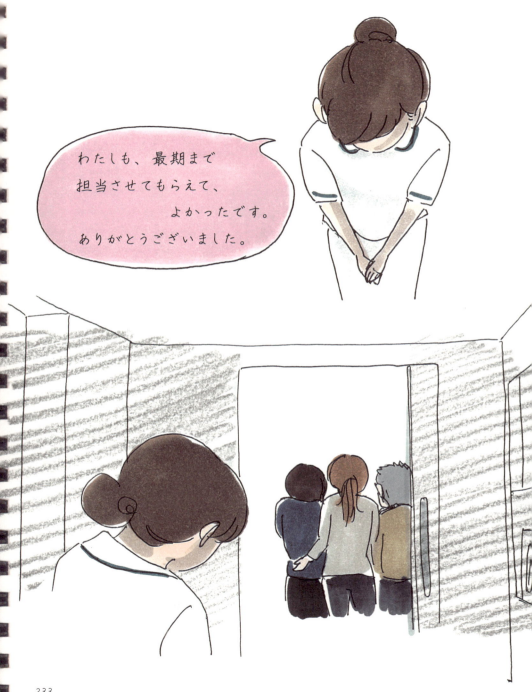

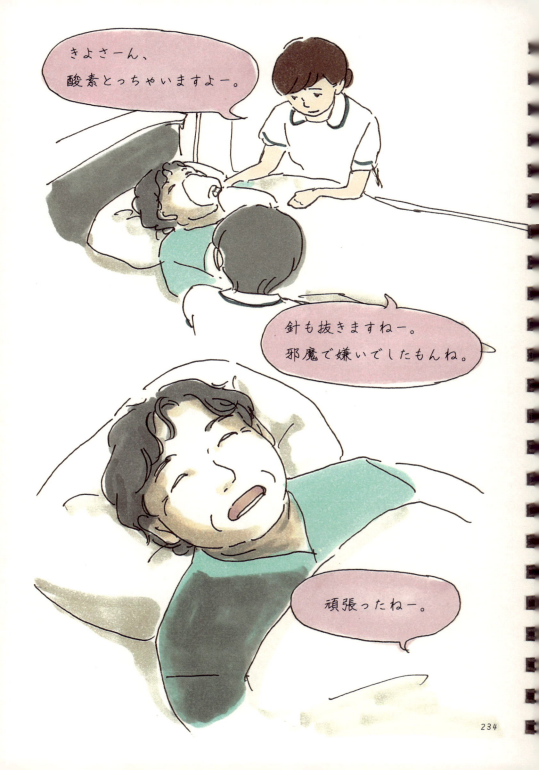

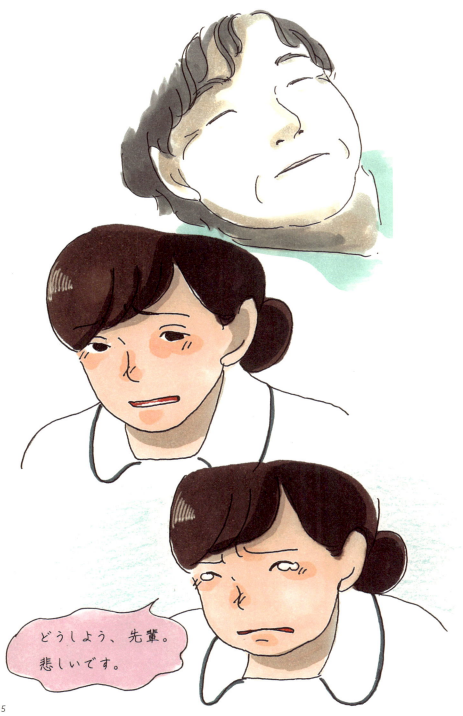

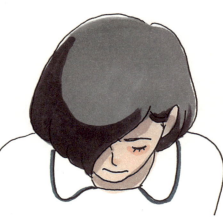
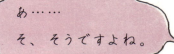
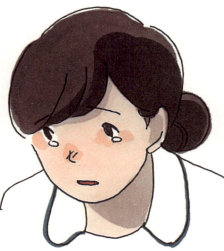
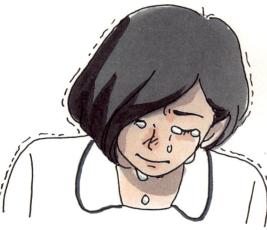

自分が未熟だから
悲しいのかと思った。

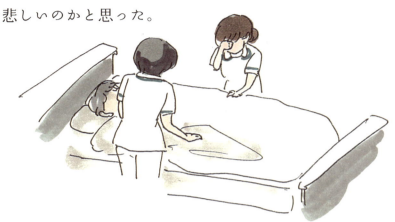

経験を積めば、
強くなれるのかと思った。

だけど、ベテランの先輩が
一緒に泣いてくれた。

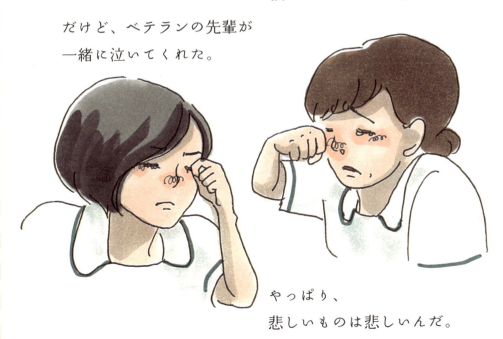

やっぱり、
悲しいものは悲しいんだ。

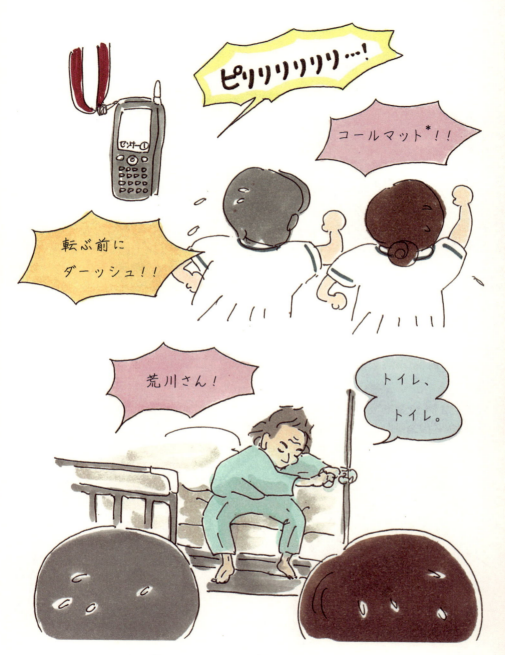

＊コールマット … 踏むとナースコールが鳴るマット。例えば一人で歩くと転んでしまう危険性がとても高いけれど、歩きたい時にナースコールで呼ぶことができない人に転倒防止のため止むを得ず使うことがある（個人の自由を奪ってしまうことになるので、使用するかどうかは慎重に考えてからになります）。

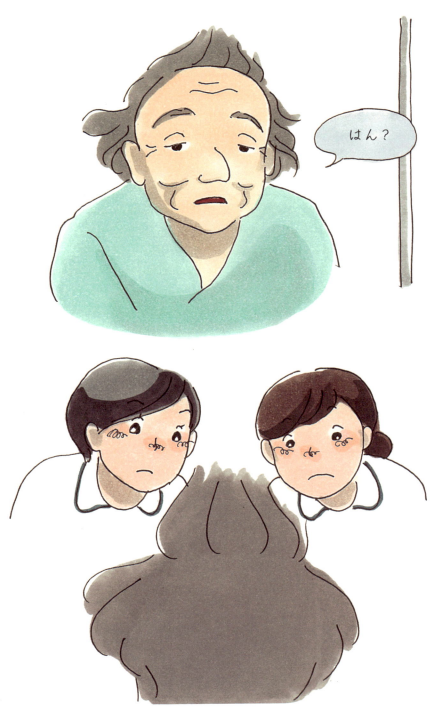

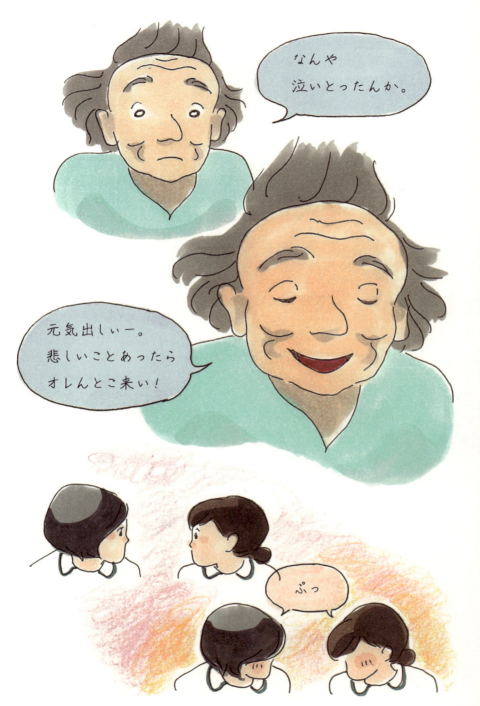

ふふふ、
ありがとうございます。

よーし、
トイレ行きましょう！

——看護師になった。

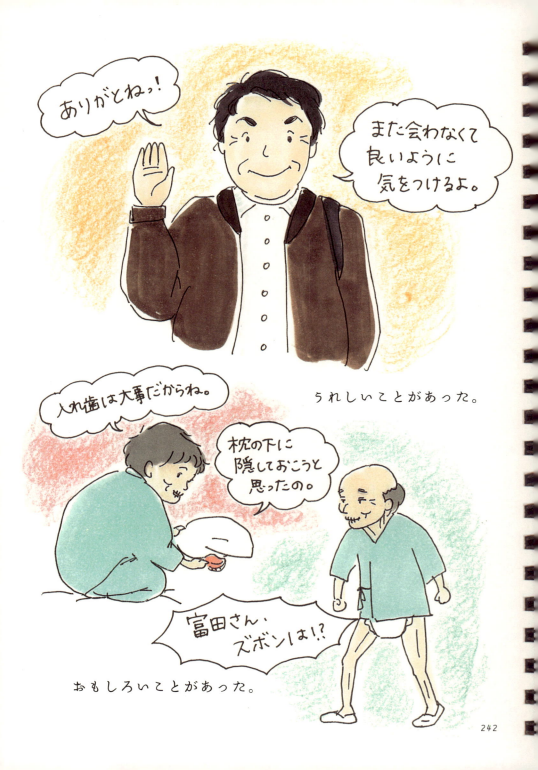

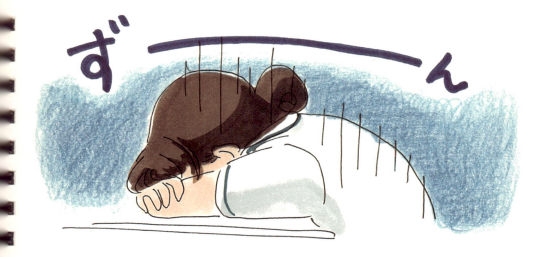

叱られて
落ち込むこともあった。

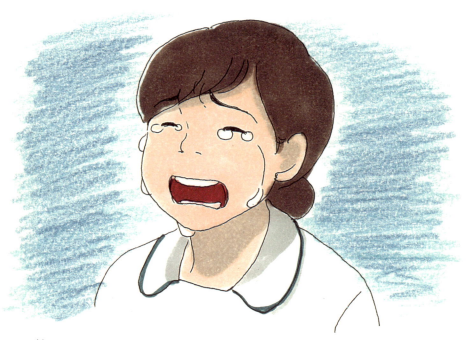

悔しいこともあった。

「次」を見せてくれる先輩と出会って、
あきらめない姿を見せてくれる人たちがいた。

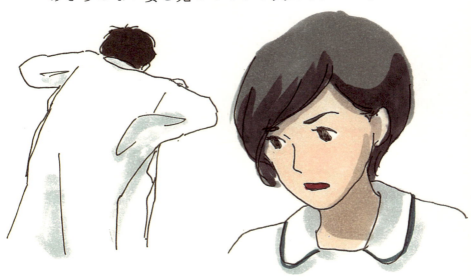

病気になった人たちを目の前にして、
当たり前だと思っていたことの
ありがたさを知った。

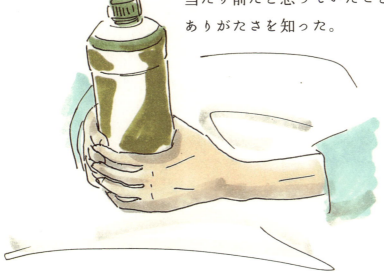

私はこの病院という場所で、

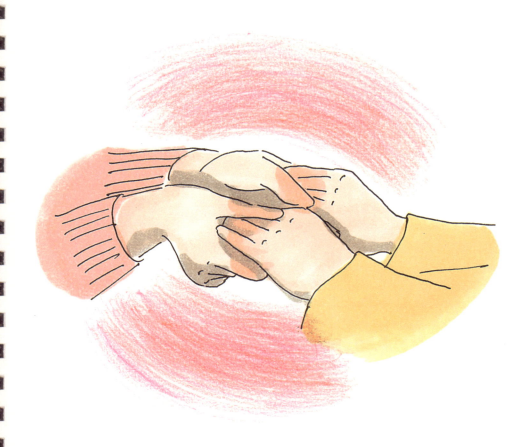

人と向き合っていく一瞬一瞬の愛しさを教えてもらった。

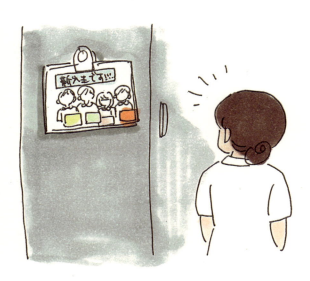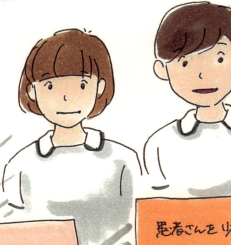

笑顔かぁ……。

笑顔もいいけど、
私の目の前で泣いてくれた時だって、
怒りをぶつけてくれた時だって、
とりとめもなく話をしてくれた時だって、
せつない景色を一緒に見た時だって、
同じくらいいいぞ、って
あの頃の私に教えてあげたい。

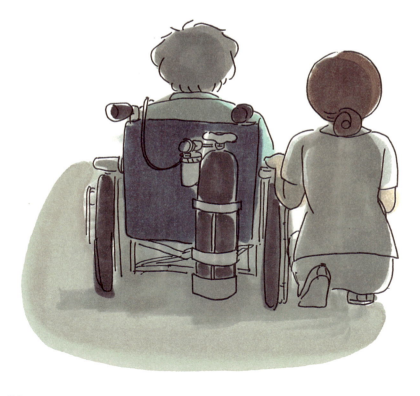

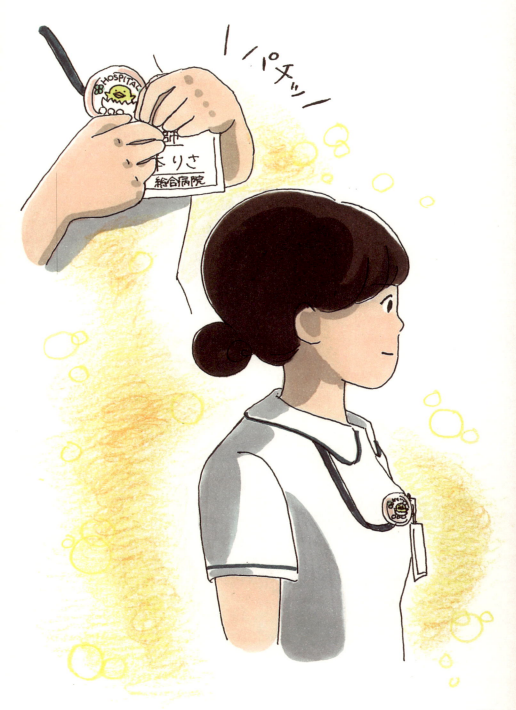

私、看護師になってよかった。

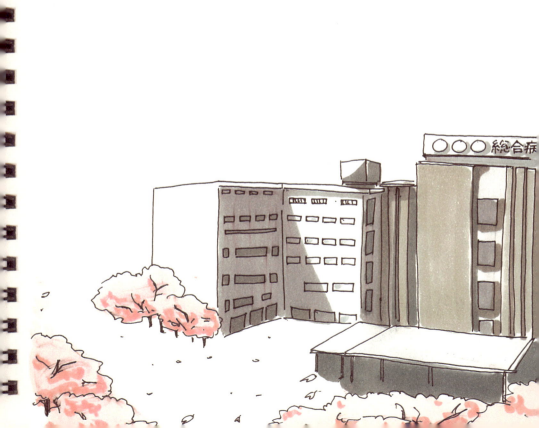

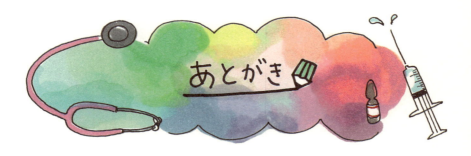

あとがき

　最後まで読んでくださり、ありがとうございました。
この本は、私が看護師になって1〜2年目の一番フレッシュで一番苦しかった頃に出会った実話をもとにしたお話です。
患者さんの死を受け入れられず、正解・不正解がわからないなかで、私を励ましてくれた人たちのことを描きました。
　いつか自分がやる気をなくしたとき、いろんなことに慣れてしまい初心を忘れてしまったときに、もう一回頑張ろうって思えるものを。そんな、私にとっての「おまもり」のようなエピソードが、誰かにとっても励みになれば嬉しく思います。

　そして、この本の大きなテーマとして描いているのが「病気と人の死」。看護師として、病院で起きたこと、見たことを描くということは、ハッピーエンドばかりとはいきません。でも、私は多くの方と触れ合うなかで、不健康な状況でも、幸せを感じて生きる患者さんたちをたくさん見てきました。

すごく美味しいとは言えないはずの病院食を食べて、
「1週間ぶりにごはんが食べられて嬉しい！」と、
大喜びしている患者さんや

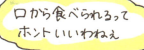
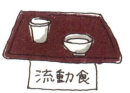

余命宣告を受け、
もう見られないと思っていた桜を見られて
「嬉しい」と涙を流す患者さんがいたり。

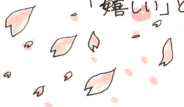
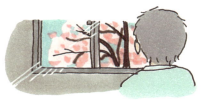

「全然連絡をとっていなかった息子たちが、入院してから
毎日病院に来てくれるようになった」と、家族との
絆の再確認ができて嬉しそうな患者さんがいたり…。

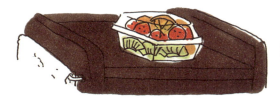

一日一日を前向きに、大切に生きる患者さんに出会えて
あたりまえだったことのありがたさに気づけることは
幸せなことだと実感するようになりました。

家族と友達がいることの幸せ、美味しいものを食べている
ときの幸せ、絵を描いているときの幸せ、お風呂に入って
いるときの幸せ。そんなあたりまえの幸せを強く意識する
ようにもなったし、改めて、私たちが援助しないと患者さんは
この生活ができないのだと、自分の仕事の意味の大きさに
気づきました。点滴がつながれ、ベッドに寝かされている
無機質な病院という場所で、普通に誰でもできると
思っているような「あたたかいココアを飲む」とか、そういう
人間らしいささいな幸せ一つひとつを忘れないような
関わり方をしていきたいと思うようになりました。少しでも
生きる幸せを感じられるように、愛しい時間を過ごせる
ように…。それは、患者さんに対してだけでなく、私自身も。
家族や友達に対しても。

　そんな風に思わせてくれたこの世界を、たくさんの人にも
知っていただきたくて。「自分にとって幸せってなんだろう、
大切なものってなんだろう」と考えるきっかけに
なれば…と思いながら、魂を込めて描きました。

最後に、本を作る機会をくださったいろは出版の
きむさん、私の拙い絵と言葉からここまでの話を引き
出してくれた編集のあきさん、しほさん、作品がいちばん
魅力的に見えるデザインを考え、形にしてくださった
本田さん、宮田さんには心から感謝しております。
全然違う職種にもかかわらず、熱心に私の表現する
ものに耳を傾けてくださり、「いいものをつくろう」を
合言葉に妥協しないものづくりへの姿勢を見せて
くださいました(妥協しない鋭い質問は、もはや
こわかったほど…笑)。ついに完成とはちょっと寂しいくらい。

　どうか私たちの想いが今行き詰まっている人、
　現実に苦しみ戦う人の元へ届きますように。
　　響きますように。

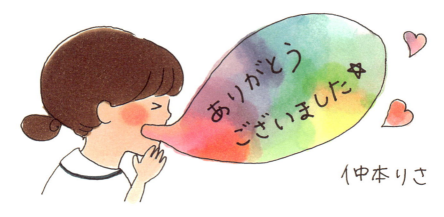

仲本りさ

255

現役看護師イラストエッセイ

病院というヘンテコな場所が教えてくれたコト。

2020 年 11 月 12 日 第 8 刷発行

著　者　仲本りさ

発行者　木村行伸
発行所　いろは出版
　　　　〒 606-0032 京都市左京区岩倉南平岡町 74 番地
　　　　Tel 075-712-1680　Fax 075-712-1681

印刷・製本　　　　　　　株式会社シナノパブリッシングプレス
編　集　　　　　　　　　奥村紫芳　河北亜紀（いろは出版）
デザインディレクション　本田琢馬（いろは出版）
装丁・デザイン　　　　　宮田佳奈
Ⓒ 2020 Risa Nakamoto, Printed in Japan
ISBN 978-4-86607-055-1

HP https://hello-iroha.com
MAIL letters@hello-iroha.com
乱丁・落丁本はお取り替えします。